Maria Geißler | Norina Lauer

Sprechapraxie

Ein Ratgeber für Betroffene und Angehörige

Maria Geißler | Norina Lauer

Sprechapraxie

Ein Ratgeber für Betroffene und Angehörige

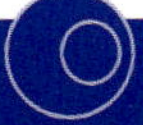

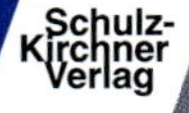

Bibliografische Information der Deutschen Nationalbibliothek

Die Deutsche Nationalbibliothek verzeichnet diese Publikation in der Deutschen Nationalbibliografie; detaillierte bibliografische Daten sind im Internet über http://dnb.d-nb.de abrufbar.

Besuchen Sie uns im Internet: www.schulz-kirchner.de

3., vollständig überarb. Auflage 2015
ISBN 978-3-8248-1191-5
ISBN (PDF) 978-3-8248-0981-3
ISBN (ePub) 978-3-8248-1055-0

Die 1. Auflage 2005 sowie die 2. geringfüg. überarb. Auflage 2012 sind unter den ISBN 978-3-8248-0384-2 (kartoniert) und 978-3-8248-0663-8 (PDF) erschienen.

Mollweg 2, D-65510 Idstein
Vertretungsberechtigte Geschäftsführer:
Dr. Ullrich Schulz-Kirchner, Nicole Haberkamm
Titelfoto: © Alexander Raths · fotolia.com
Lektorat: Petra Schmidtmann, Doris Zimmermann
Umschlagentwurf und Layout: Petra Jeck
Druck und Bindung:
medienhaus PLUMP GmbH, Rolandsecker Weg 33, 53619 Rheinbreitbach
Printed in Germany

Inhaltsverzeichnis

Vorwort zur Reihe und zur ersten Auflage

Die Ratgeber für „Angehörige, Betroffene und Fachleute" vermitteln kurz und prägnant grundlegende Kenntnisse (auf wissenschaftlicher Basis) und Hilfestellungen zu ausgewählten Themen aus den Bereichen der Medizin, der Sprach- und der Ergotherapie. Die Autor(inn)en der Reihe sind ausgewiesene Fachleute mit langjähriger Erfahrung in Therapie, Beratung und Lehre.

Die Sprechapraxie ist innerhalb der Neurologie ein „ungeliebtes", relativ unklares Thema. Umso mehr freut es mich, dass meine Kollegin Frau Geißler den aktuellen Sachstand zur Thematik allgemein verständlich darstellt. Ich hoffe, dass mit dem vorliegenden Band wieder ein kleiner Schritt getan ist, dass Menschen mit Sprechapraxie therapeutische Versorgung bekommen und dass Interessierte ein Verständnis für Sprechapraxie entwickeln.

Prof. Dr. Jürgen Tesak †
(Herausgeber)

Vorwort zur dritten Auflage

Für die Überarbeitung der Neuauflage konnte Frau Norina Lauer als Koautorin gewonnen werden. Mit der dritten Auflage dieses Ratgebers steht eine komplett überarbeitete Version zur Verfügung, in der alle Kapitel aktualisiert wurden. Das Modell des Sprechens ist um eine Darstellung des Zusammensetzens von Wörtern ergänzt worden. Beispiele für Sprechbewegungen wurden auf der Basis aktueller Erkenntnisse überarbeitet. Die Kommunikationstipps, alle Informationsmaterialien und Adressen sind aktualisiert worden und mögliche Begleiterscheinungen finden sich jetzt in einer übersichtlichen Tabelle. Die Behandlungsmöglichkeiten wurden um weitere Methoden ergänzt, sodass ein umfassender Überblick gegeben wird. Viele Grafiken und Fotos sind überarbeitet worden, um z.B. aktuelle Kommunikationsgeräte darzustellen oder Artikulationsbewegungen besser zu veranschaulichen.

Norina Lauer und Maria Geißler

Einleitung

Sprechen ist ein sehr komplexer Prozess. Viele fein abgestimmte Bewegungen sind notwendig, damit wir fehlerfrei sprechen. Außerdem läuft Sprechen in der Regel völlig automatisch ab. Im Alltag denken wir kaum über den Ablauf des Sprechens nach, es sei denn, Probleme treten auf.

Sprechen ist für Menschen einzigartig. Wir sprechen unter anderem, um uns mit unserer Umwelt verständigen zu können, Informationen auszutauschen oder soziale Kontakte zu pflegen. Wir sprechen im Berufsleben, in unserer Familie, mit Freunden und anderen. Somit führt eine Sprechstörung oft zu schwerwiegenden Kommunikationsschwierigkeiten und psychosozialen Einschränkungen im Alltag der Betroffenen.

Eine solche Sprechstörung ist die Sprechapraxie. Bei einer Sprechapraxie können die Betroffenen die Bewegungen zum Sprechen nicht mehr korrekt programmieren. Sie sprechen dann Laute häufig undeutlich aus und der Hörer hat den Eindruck, dass falsche Laute ausgesprochen werden oder Laute weggelassen oder hinzugefügt werden. Dazu kommen oft eine starke Anstrengung und Suchbewegungen beim Sprechen.

Dieser Ratgeber ist für die Betroffenen und die Angehörigen von Menschen mit Sprechapraxie geschrieben worden. Er soll über Symptome und Ursachen sowie Folgen im Alltag informieren und aufklären. Er gibt des Weiteren einen kurzen Überblick über gängige Behandlungsverfahren bei Sprechapraxie. Außerdem enthält er einige Tipps über sinnvolle Hilfen und weitere Literatur bzw. Möglichkeiten der Selbsthilfe. Ein Glossar am Ende des Ratgebers gibt einen Überblick über einige wesentliche Fachbegriffe.

Wenn für einzelne Begriffe die maskuline Form (Betroffener, Patient, Angehöriger etc.) und für andere die feminine Form (Sprachtherapeutin) verwendet wird, hat dies ausschließlich etwas mit der sprachlichen Vereinfachung zu tun. Selbstverständlich sind immer Personen beider Geschlechter gemeint.

Sprechen bei gesunden Sprechern

Bevor wir uns mit der Frage beschäftigen, was Sprechapraxie ist, versuchen wir zuerst die Frage zu beantworten, wie gesundes Sprechen abläuft. Sie werden ein sehr vereinfachtes Modell zur Sprachverarbeitung kennenlernen, anhand dessen verdeutlicht wird, wie normales Sprechen funktioniert.

Von der Idee zum Sprechen

Stellen Sie sich vor, Sie möchten etwas sagen. Was müssen Sie dazu tun? Zuerst müssen Sie wissen, was Sie sagen wollen. Sie überlegen sich also, welchen Inhalt Ihre Äußerung haben soll.

Damit Ihre Idee für Ihre Gesprächspartner verständlich ist, werden Sie diese nun in „Sprache übersetzen". Sie suchen zum Beispiel die geeigneten Wörter, denken nach, welchen Satzbau Sie nutzen oder in welcher Form Sie die gefundenen Wörter einsetzen, und Sie überlegen, welche Laute Sie in welcher Reihenfolge für Ihre Äußerung einsetzen.

Da Sie sprechen und nicht schreiben möchten, müssen Sie nun planen, wie Sie Ihre Äußerung sprechen. Sie müssen also „programmieren", welche Bewegungen Sie einsetzen, damit eine verständliche Äußerung zustande kommt. Dazu gibt Ihr Gehirn Ihren Sprechorganen (z. B. Zunge und Lippen) Befehle, wie sie sich zu bewegen haben, um die geplante Äußerung umzusetzen.

Dann sprechen Sie los, und schon während Sie reden, hören Sie, ob das, was Sie gerade sagen, das ist, was Sie äußern wollten. Haben Sie einen Fehler gemacht, haben Sie z. B. anstatt „Gabel" „Messer" erwischt oder stimmt der Satz grammatikalisch nicht, können Sie diesen sofort berichtigen. Auch können Sie wahrnehmen und korrigierend eingreifen, wenn Sie versehentlich einen falschen Laut ausgesprochen haben oder zu undeutlich artikuliert haben.

Diese Planung und Ausführung Ihrer Äußerung geschieht in Bruchteilen von Sekunden. Und während Sie den ersten Satz sagen, planen Sie natürlich schon wieder, was Sie als Nächstes sagen werden. Es laufen also viele Prozesse parallel ab und können sich auch gegenseitig beeinflussen.

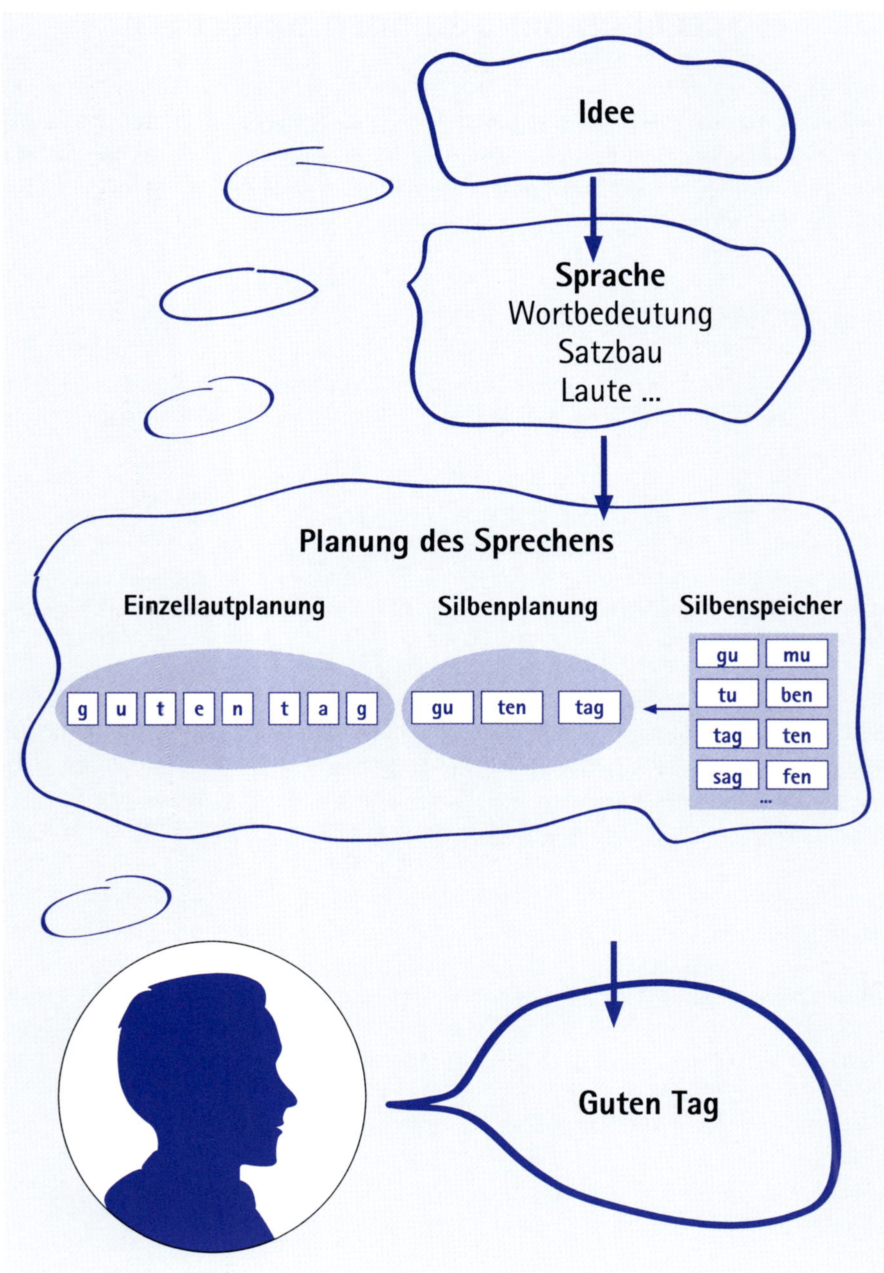

Abb. 1: Einfaches Sprachverarbeitungsmodell – Umsetzung des Sprechens von Wörtern

Wie funktioniert das normale Planen einer Äußerung?

Im Folgenden betrachten wir den Prozess der Planung des Sprechens genauer. Nachdem Sie den Entschluss gefasst haben, was Sie sagen möchten und auch die Wortbedeutungen, die Grammatik und Sprachlaute sortiert haben, müssen die Sprechorgane die Bewegungen ausführen, die für die Äußerung Ihrer Wörter und Sätze notwendig sind.

In der linken Gehirnhälfte sind bei den meisten Menschen die Programme für Sprechbewegungen gespeichert. Dabei sollten Sie Programme als fertige Befehlsabläufe verstehen. Diese Programme werden an die am Sprechen beteiligten Muskeln (Zunge, Lippen, Gaumensegel etc.) weitergegeben. Die Bewegung kommt zustande und resultiert in für den Hörer verständlichen Wörtern und Sätzen.

Bei der Planung des Sprechens haben wir normalerweise zwei Möglichkeiten, die in Abbildung 1 verdeutlicht sind. Üblicherweise stellt unser Gehirn Bewegungsprogramme für Silben (z. B. „gu-" oder „-ten") zusammen. Dies ermöglicht es uns, schnell sprechen zu können, da gleich Programmkombinationen für Bewegungen abgerufen werden. Dazu werden die Silbenprogramme aus einem Speicher im Gehirn herausgeholt und für die Äußerung zusammengesetzt (= Silbenplanung).

Bei uns unbekannten oder von uns selten gesprochenen Wörtern nutzen wir einen zweiten zur Verfügung stehenden Weg. Dabei werden Bewegungsprogramme für Wörter nicht aus Silben zusammengesetzt, sondern aus einzelnen Lauten (z. B. „l"-„y"-„s"-„e" = Einzellautplanung). Dieser Weg dauert allerdings deutlich länger als der zuvor beschriebene Weg und berücksichtigt auch nicht, dass ein Laut in unterschiedlichen Zusammenhängen jeweils anders artikuliert wird (z. B. das /t/ in „Tee" oder „Tomate' wird mal mit eher gespreizten Lippen, mal mit eher gerundeten Lippen gesprochen).

Die Nutzung fertiger Gesamtprogramme für ganze Silben oder einzelne Laute bzw. die Befehlsabläufe für Sprechbewegungen sorgen dafür, dass wir uns beim Sprechen nicht auf einzelne Bewegungen konzentrieren müssen, beispielsweise ob die Zunge weit genug oben ist, genügend Luft zum Sprechen kommt, die Stimme zur richtigen Zeit anspricht etc., sondern die Zielbewegung als Ganzes durchführen.

Die Bewegungen verlaufen automatisch – ohne bewusste Kontrolle. Wir können uns daher darauf konzentrieren, was wir erzählen möchten.

Zum Teil lässt sich dieser Vorgang mit dem Lenken eines Autos vergleichen: Wenn wir beim Autofahren zum Beispiel nach links abbiegen wollen, müssen wir gleichzeitig verschiedene Bewegungen ausführen. Wir müssen nicht nur mit den Händen das Lenkrad bewegen, sondern parallel dazu auch mit dem Fuß vom Gas gehen und nach dem Lenken wieder Gas geben. Bei einem Wagen mit Schaltgetriebe müssen wir außerdem herunterschalten und dazu Hände und Füße koordinieren. Die Erfahrung, wie weit wir einlenken müssen, wie schnell wir beim Abbiegen fahren können und anderes, haben wir im Laufe eines Lernprozesses gemacht. Inzwischen bewegen wir unsere Hände und Füße automatisch und konzentrieren uns eher auf den Gegenverkehr oder was im Radio kommt.

Sprechen verläuft also, wie viele andere motorische Aktionen, automatisch und in „ganzen" Programmen, die nacheinander ausgeführt werden. Kiefer, Zunge und Lippen, aber auch die Atemmuskulatur und der Kehlkopf sind an diesen Vorgängen beteiligt.

Diese motorische Aktivität Sprechen haben wir über Jahre hinweg in verschiedenen Situationen geübt und täglich ausgeführt. Die Abläufe sind gespeichert und können flexibel abgerufen werden. Auch wird automatisch entschieden, ob gerade Silbenprogramme oder Lautprogramme genutzt werden müssen. Deshalb können wir sprechen, egal, ob wir müde oder hellwach sind, ob wir frei reden können oder nebenbei Kaugummi kauen oder etwas essen.

Wir scheinen eine Art Gedächtnis für Bewegungen von Lauten und Silben entwickelt zu haben, in dem wir automatisierte Sprechbewegungen abrufen können, ohne über den genauen Ablauf der Bewegung nachdenken zu müssen.

Dieses „Sprechbewegungsgedächtnis" scheint in der linken Großhirnhälfte in der Nähe von anderen, für die Sprachverarbeitung relevanten Gebieten zu liegen. An einem ähnlichen Platz werden auch Programme für Bewegungen von Lippen, Kiefer, Kehlkopf und Zunge abgespeichert.

Führt ein Schlaganfall oder Unfall zu einer Verletzung oder Zerstörung dieser Zentren, werden die gespeicherten artikulatorischen Programme zerstört – die betroffenen Menschen können nicht mehr fehlerfrei und flüssig sprechen. Sie haben eine Sprechapraxie.

Dies zeigt sich vor allem darin, dass Personen mit einer Sprechapraxie Probleme haben, die eben beschriebenen Silbenprogramme aus dem Silbenspeicher richtig herauszuholen. Entweder sie finden defekte Silben vor und stellen damit nicht verständliche Äußerungen zusammen oder sie nutzen auch bei vertrauten Wörtern die Einzellautplanung. Dadurch wird das Sprechen erheblich langsamer und undeutlicher.

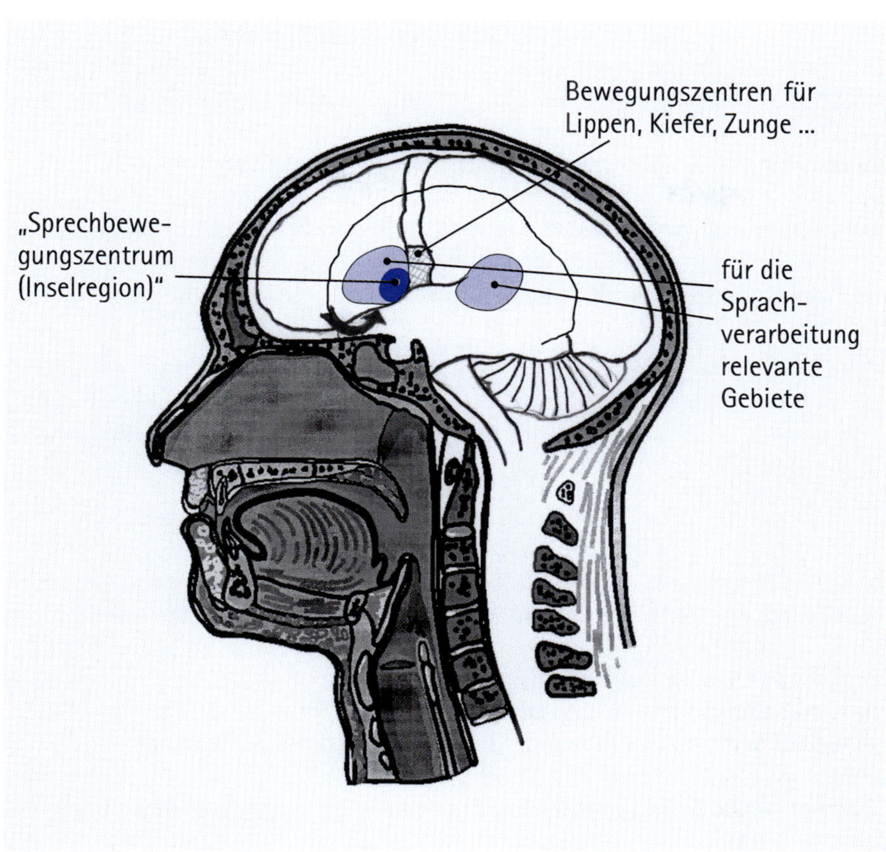

Abb. 2: Ort der Sprechbewegungsplanung

Sprechen bei Sprechapraxie

Was ist eine Sprechapraxie? Einige Definitionen

Seit der erstmaligen Beschreibung ihrer Symptome im 19. Jahrhundert wird eine allgemein gültige Definition der Sprechapraxie heftig diskutiert.
Ein Patient beschrieb seine Schwierigkeiten beim Sprechen wie folgt:

> „Ich kann nur in Silben sprechen, denn meine Aussprache ist schwerfällig. Das Sprechen funktioniert nicht mehr automatisch, sondern muss befohlen und kontrolliert werden. Ich muss über jedes Wort nachdenken, das ich aussprechen will, und über die Art und Weise, wie es ausgesprochen werden muss ... (aus Ziegler [2003]).[1]"

Darley (in Ziegler u. von Cramon [1989])[2] definierte Sprechapraxie als eine Beeinträchtigung der Fähigkeit, Sprechbewegungen in ihren räumlichen und zeitlich-sequenziellen Aspekten zu programmieren. Dabei besteht keine Schwäche, Verlangsamung oder Fehlkoordination der beteiligten Muskeln. Auch die Wahrnehmung und deren Verarbeitung sind nicht betroffen.

McNeil et al. (1997)[3] machen in ihrer Definition der Sprechapraxie deutlich, dass neben der Aussprache auch die Prosodie, also die Sprechgeschwindigkeit, Sprechmelodie und Betonung, betroffen ist.

Sprechapraxie als eine Störung der Programmierung von Sprechbewegungen bedeutet, dass die Betroffenen, obwohl sie die Wörter, die sie sagen möchten, wissen und aufschreiben könnten, jedoch die Erinnerungen verloren haben, wie sie Lippen, Zunge, Kiefer, Kehlkopf und andere Sprechorgane bewegen müssen, um die Wörter auszusprechen und richtig zu betonen.

---

1 Ziegler, W. (2003) Sprechapraxie nach Schlaganfall, http://afgib.de/Nichtarztliche_Berufsgruppen/Logopaedie/Logo_-_Download/Flyer_Sprechapraxie.pdf (access 06.11.2014)

2 Ziegler, W.; von Cramon, D. (1989) Die Sprechapraxie – eine apraktische Störung? Fortschr. Neurol. Psychiatr. 57, 198-204

3 McNeil, M. R.; Robin, D. A.; Schmidt, R. A. (1997) Apraxia of Speech: definition, differentiation and treatment. In: McNeil, M. R. (ed.). Clinical Management of Sensorimotor Speech Disorders. Stuttgart: Thieme, 311-344

Was sind die Symptome einer Sprechapraxie?

Wie werden die Symptome festgestellt?

Bevor wir uns den einzelnen Symptomen von Sprechapraxie zuwenden, sollten wir kurz klären, wer die Diagnose „Sprechapraxie" stellt und wie diese Diagnostik abläuft. Sehr oft wird dies ein Mitglied eines sprachtherapeutischen Berufes sein, z. B. eine Logopädin, klinische Linguistin, Sprachtherapeutin ... o. Ä. Aber auch ein Arzt, besonders ein Neurologe, wird die Diagnose „Sprechapraxie" stellen.

Die Diagnostik erfolgt gewöhnlich im Rahmen einer verordneten Sprachtherapie. Bei leichten oder mittelschweren Sprechapraxien können als Untersuchungsverfahren die Hierarchischen Wortlisten eingesetzt werden. Die genaue Beobachtung und Beurteilung der spontanen Sprache des Patienten ist erforderlich.

Nach einem Anamnesegespräch, in dem z. B. geklärt wird, seit wann das Sprechproblem besteht, wie stark es stört, lässt der Untersucher den Patienten etwas erzählen (z. B. in einem Gespräch oder bei einer Bildergeschichte), etwas nachsprechen oder einen kurzen Text lesen. Dabei beurteilt er, ob und welche Zeichen einer Sprechapraxie auftreten und inwieweit sie bei der Verständigung oder im alltäglichen Leben behindern können.

Einige Symptome lassen sich einfach, ohne weitere Technik außer einem Aufnahmegerät, beobachten und dokumentieren, andere Symptome können nur durch aufwendigere technische Verfahren gefunden werden.

Dabei lassen sich **drei Arten von Sprechproblemen** feststellen:

- Störungen der Lautbildung
- Störungen der Prosodie
- Störungen des Sprechverhaltens

Alle drei Arten werden im Folgenden kurz beschrieben.

Störungen der Lautbildung

Hierbei kann es zu Lautentstellungen und Lautvertauschungen kommen sowie zu Kombinationen dieser Fehlerarten.

Bei **Lautentstellungen** treten Laute auf, die im Deutschen gewöhnlich nicht vorkommen. So kann bei „Kaffeetasse" das „s" wie ein Zwischending aus „s" und „sch" klingen oder anstatt des „f" ein Geräusch, wie beim Pusten, erklingen. Manchmal gelingt es dem Hörer, zu erraten, welcher Laut gemeint war. Kommt es innerhalb eines Wortes zu mehreren Lautentstellungen, kann das Wort so unverständlich werden, dass ein Erraten nicht mehr möglich ist.

Bei **Lautvertauschungen** werden einzelne Laute ausgelassen, hinzugefügt, durch einen anderen Laut ersetzt oder im Wort miteinander vertauscht. So wird zum Beispiel „Frühstück" zu „Fühstück" (Auslassung) oder „Schrühstück" (Ersetzung) und „Kaffeetasse" zu „Kaffeetrasse" (Hinzufügung) oder Taffeekasse" (Vertauschung im Sinne einer Umstellung). Lautvertauschungen können allerdings auch ein Symptom einer Sprachstörung (Aphasie) sein. Dann entstehen sie nicht durch eine falsche Planung der Artikulationsbewegungen, sondern bereits vorher durch eine falsche Auswahl und Zusammenstellung von Lauten für die nachfolgende Ausspracheplanung.

Eine Mischform aus den beiden oben beschriebenen Sprechfehlern sind **Lautvertauschungen, die auch Lautentstellungen enthalten**.

Abbildung 3 listet mögliche Störungen der Lautbildung mit einigen Beispielen auf.

Lautvertauschung:
z. B. Auslassung: Frühstück→F_ühstück, Krankenhaus→_rankenhaus, Schilddrüse → Schildd_üse, Rollstuhl → _ollstuhl

z. B. Hinzufügung: Krankenhaus → Krankendhaus, Kaffeetasse → Kaffeetrasse, Fass → fast, Frühstück → Pfrühstück

z. B. Ersetzung: Kopfweh → Topfweh, Hals → Half, Stechmücke → Stechmütte

z. B. Vertauschung: Telefon → Feleton, Melone → Menole, Maschine → Schamine

Lautentstellung
z. B. Tomate → T^{h}omate (^{h} = t wird nicht kurz, sondern etwas verlängert mit zusätzlichem Hauchen gesprochen), Salat → $\underline{S}$alat ($\underline{s}$ = Zunge am Gaumen zu weit hinten, Laut klingt zwischen sch und s)

Lautvertauschung mit Lautentstellung
z. B. Sparbüchse → Sparbü$\underline{sch}$e (s durch sch ersetzt und $\underline{sch}$ = zwischen sch und ch klingend), Sprache → F^{h}rache (sch durch f ersetzt und f^h = wie beim Pusten), Frist → Fritθ (st zu ts vertauscht und s als θ ausgesprochen = wie „th" im Englischen)

Abb. 3: Störungen der Lautbildung bei Sprechapraxie

Typisch für Sprechapraxie sind die **Fehlerinkonstanz** und **Fehlerinkonsistenz**, d. h., die gleichen Laute werden mal falsch und mal korrekt gebildet (Fehlerinkonstanz), und Laute werden manchmal in der einen Weise falsch gebildet und dann plötzlich in einer anderen Weise falsch ausgesprochen (Fehlerinkonsistenz).

Menschen mit Sprechapraxie können in bestimmten Situationen fehlerfreier sprechen und zu anderen Zeiten kaum ein Wort herausbringen. Oft sind es Kommentare, z. B. „Das kann ich net.", „So was Blödes.", „Du meine Güte.", also kurze Anmerkungen mit hohem emotionalen Gehalt, Redefloskeln oder Schimpfwörter, die fehlerfreier funktionieren.

Störungen der Prosodie

Für das Verständnis und die Wirkung des Gesagten ist neben den Lauten, die wir sprechen, auch die Art, wie wir sprechen, wichtig, z. B. wie schnell und flüssig wir reden, wie wir betonen, ob wir mit der Stimme hochgehen (wie bei einer Frage) oder sie senken (wie bei einer Aussage). Diese sprechbegleitenden Merkmale werden Prosodie genannt. Man unterscheidet zwischen Störungen des Redeflusses, also Veränderungen der Sprechgeschwindigkeit, und Störungen der Akzentuierung, also Veränderungen der Sprechmelodie und Betonung.

Menschen mit Sprechapraxie zeigen oft Zeichen einer gestörten Prosodie. In Abbildung 4 sind einige typische Fehler beschrieben.

Störungen der Prosodie bei Sprechapraxie

Redefluss

- Verlangsamtes Sprechen
- Sprechen in Silben
- Wiederholung von Lauten und Silben
- Dehnungen von Lauten
- Unterbrechung des Redeflusses durch Fehlversuche, Neustarts und Selbstkorrekturen

Akzentuierung

- Verringerung von Betonung
- Verringerung der Melodie beim Sprechen
- Monotones Sprechen
- Übermäßiges Betonen aller Silben

Abb. 4: Störungen der Prosodie bei Sprechapraxie

Bislang bestand die Annahme, dass die prosodischen Veränderungen als Kompensation der Störungen der Lautbildung auftreten. Mittlerweile werden sie als primäres Symptom von Sprechapraxie gesehen. Daher sind sowohl Lautbildung als auch Prosodie in der Behandlung zu berücksichtigen.

Störungen des Sprechverhaltens

Menschen mit Sprechapraxie bemerken ihre Fehler und Schwierigkeiten beim Sprechen meist selbst. Sie zeigen ein starkes Störungsbewusstsein und sind unzufrieden mit ihren Sprechleistungen. Sie sprechen hör- und sichtbar sehr angestrengt.

Außerdem zeigen sie starke Suchbewegungen der Sprechorgane (Zunge, Lippen, Kiefer) beim Sprechen und versuchen sich bei Fehlern selbst zu korrigieren – oft mit einem neuen Fehlversuch.

Abbildung 5 fasst das Sprechverhalten bei Sprechapraxie zusammen.

Auffälliges Sprechverhalten bei Sprechapraxie

- Suchbewegungen von Lippen, Zunge, Kiefer
- Fehlversuche und wiederholte Selbstkorrekturen, die nicht immer erfolgreich sind
- Sicht- und hörbare Anstrengung beim Sprechen
- Unzufriedenheit beim Sprechen
- Starkes Störungsbewusstsein

Abb. 5: Auffälliges Sprechverhalten bei Sprechapraxie

Sprechbeispiel

In Abbildung 6 ist ein Sprechbeispiel eines Betroffenen dargestellt, der sowohl eine Sprechapraxie als auch eine Aphasie hat. Daher sind in seiner Erzählung der Bildergeschichte Symptome beider Störungsbilder enthalten. Bezüglich der Sprechapraxie zeigen sich neben prosodischen Fehlern auch Lautentstellungen und -vertauschungen.

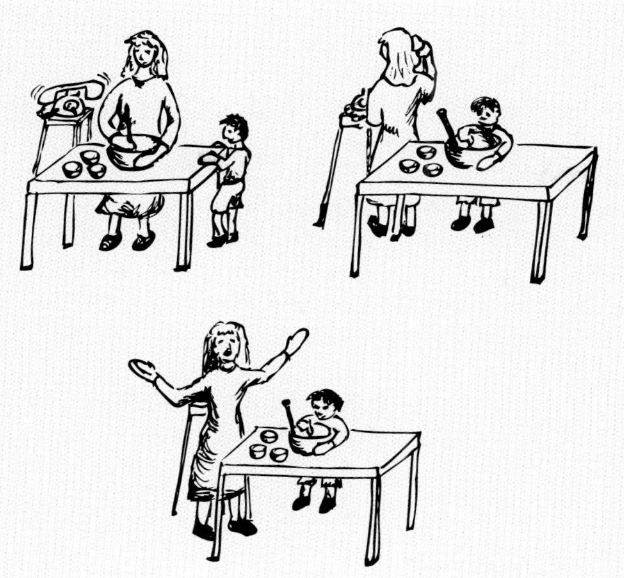

Herr K., 47 Jahre alt, mit Sprechapraxie und Broca-Aphasie, erzählt eine Bildgeschichte:

Der Mut-ter äh ... (3 Sek. Pause ... Hr. K. sucht die Laute, grimassiert, bricht ab, beginnt neu) ... smiest pud-ding ... as ... nee ... das kjend kchuckt ... guckt zu ... naja

Der Mut-ter a-be-de-fo ... ne ... (Pat. schüttelt den Kopf, startet dann neu) pade ... äh ... Mutter pevle-f^{h}o-niert ... Der Mbäd-chen mach ... nee ... mietz ... miescht pudding ... mh ... äh ... hund nascht

Kind ieθt ... (Hr. K. sucht die richtige Bewegung ... verdeckt dabei den Mund ... seufzt) pjud-ding ... äh ... und ... äh ... sch ... schmuutzig ... mu ... s ... ch ... schmut-zig ... (Hr. K. seufzt ... bricht ab) ... daas Kind bird smut-zig ... Der Mutter ... mh ... (Suchverhalten ... Hr. K. bricht ab) ... naja ... die Mut-ter haut ... nee ... (Pat. schüttelt den Kopf) ... fschaut ... böse

De Mutter mutzt K^{h}ind ... naja.

Abb. 6: Bildgeschichte

Andere Sprech- und Sprachstörungen, die von Sprechapraxie abzugrenzen sind

Häufig haben Patienten keine reine Sprechapraxie, sondern leiden zusätzlich unter anderen Sprech- und Sprachstörungen, die z.T. ähnliche Symptome wie die Sprechapraxie haben. So haben Patienten mit Sprechapraxie oft auch eine **Aphasie oder Dysarthrie.** Auch können **nichtsprachliche Bewegungen im Mund- und Gesichtsbereich** in ihrer Planung beeinträchtigt sein (**bukkofaziale Apraxie**). Um eine Behandlung gezielt vornehmen zu können, ist es notwendig, die zugrunde liegenden Sprech- oder Sprachstörungen und deren Folgen für die Kommunikation möglichst genau voneinander abzugrenzen.

Im Folgenden werden die Anzeichen von Aphasie, Dysarthrie und bukkofazialer Apraxie im Vergleich zur Sprechapraxie beschrieben.

Aphasie

Unter Aphasien versteht man zentrale Sprachstörungen nach einer erworbenen Hirnschädigung, die oft alle Bereiche der Sprache, also **Sprache produzieren, Verstehen, Lesen** und **Schreiben**, in ähnlichem Ausmaß betreffen. Auch Patienten mit einer Aphasie können z. B. Laute vertauschen, zeigen aber keine Lautentstellungen. Darüber hinaus haben sie Schwierigkeiten mit der Grammatik, dem Verstehen von Sprache oder dem Finden von Wörtern. Sie empfinden es häufig als schwierig, ein Buch zu lesen und zu verstehen oder einen kurzen Brief zu schreiben.

Im Gegensatz dazu können Patienten mit reiner Sprechapraxie ausgezeichnet verstehen, kommen mit der Grammatik gut zurecht und können korrekt schreiben. Beim lauten Lesen eines Buches scheitern sie jedoch, da diese Handlung auch Sprechleistungen enthält.

Dysarthrie

Eine Dysarthrie ist eine neurologisch bedingte Sprechstörung, die durch Lähmungen oder Koordinationsstörungen der Muskeln des Sprechapparates hervorgerufen wird. Patienten mit Dysarthrie (auch Dysarthrophonie) haben Schwierigkeiten mit der **Lautbildung**, der **Stimmbildung**, der **Sprechatmung** und der **Prosodie**. Sie sprechen oft undeutlich bzw. „verwaschen". Ihre Stimme klingt rau oder heiser und sie können Atmen und Sprechen nur schlecht aufeinander abstimmen. Viele Patienten sprechen zu langsam, manche zu schnell und die Sprechmelodie klingt monoton, oder es wird übermäßig stark betont.

Im Gegensatz dazu liegen Lähmungen und Koordinationsstörungen der Sprechmuskeln bei Sprechapraxie nicht vor.

Ein wesentlicher Unterschied zwischen Sprechapraxie und Dysarthrie ist, dass die Fehler bei Sprechapraxie eher variieren, während sie bei der Dysarthrie eher konstant auftreten. In diesem Zusammenhang sind auch die **„Inseln" störungsfreien Sprechens** bei Sprechapraxie zu nennen. In einem Meer von stockenden und fehlerhaften Äußerungen können Menschen mit Sprechapraxie manchmal spontan einige Wörter und Floskeln fehlerfreier sprechen. Solche „Inseln" gibt es bei Dysarthrie nicht. Bei dysarthrischen Patienten sind alle Äußerungen in ähnlicher Art und Weise beeinträchtigt.

Bukkofaziale Apraxie

Bei der bukkofazialen Apraxie (Mund- und Gesichtsapraxie) sind die **Bewegungen des Gesichtes** (Mimik) sowie **Zungen- und Lippenbewegungen** gestört. Das Sprechen funktioniert im Gegensatz zur Sprechapraxie jedoch gut. Im Alltag zeigen sich die Symptome der bukkofazialen Apraxie nicht. Sie treten nur auf, wenn man direkt Bewegungen der Sprechorgane oder des Gesichts fordert. Ein Üben von Zungen- und Lippenbewegungen ohne gleichzeitiges Sprechen führt nicht zur Verbesserung der Sprechapraxie!

Abbildung 7 zeigt, an welcher Stelle der Sprachverarbeitung oder der Bewegungen die Funktionsbeeinträchtigung bei den verschiedenen Sprach- oder Sprechstörungen liegt.

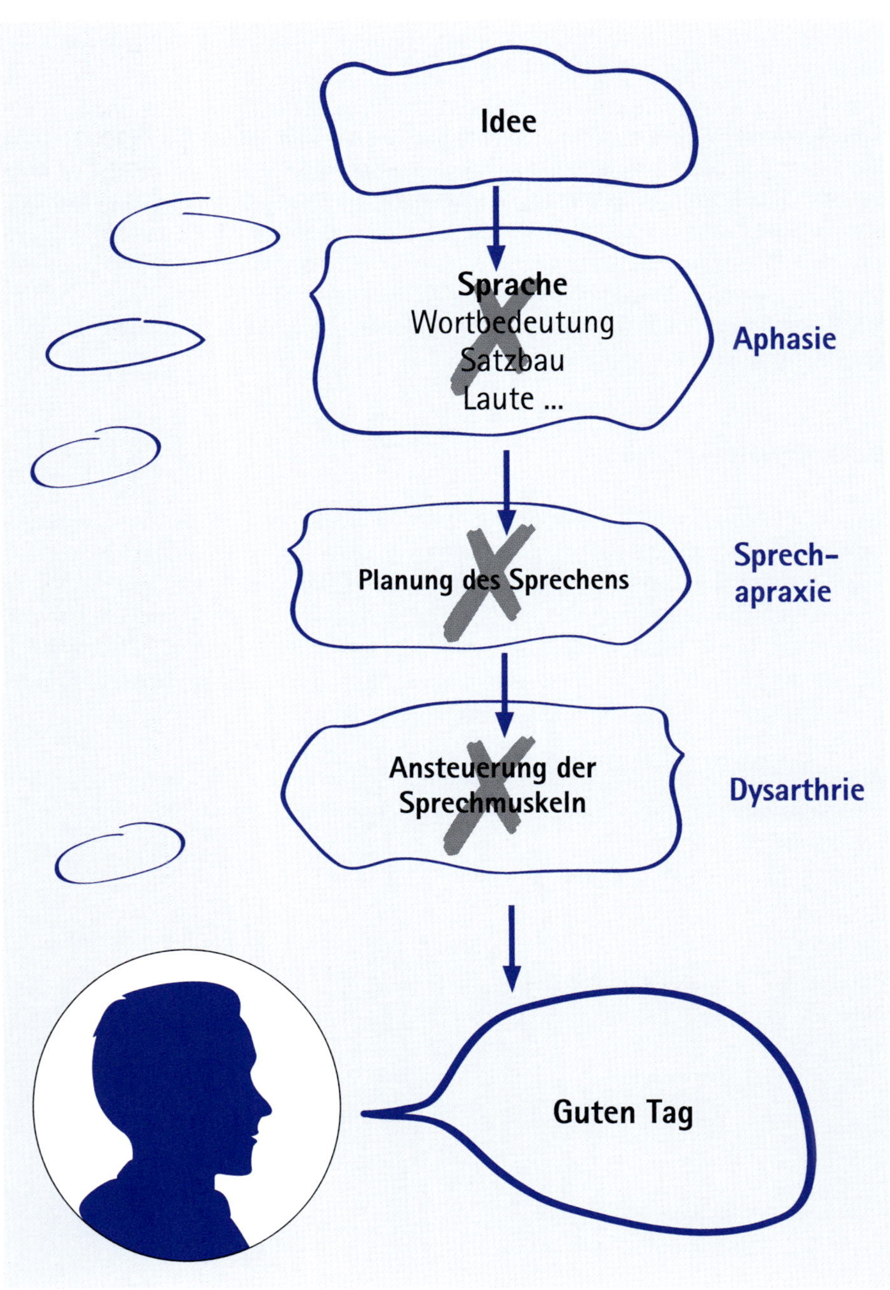

Abb. 7: Sprachmodell mit den einzelnen Sprach- und Sprechstörungen

Kriterien zur Beurteilung des Vorliegens einer Sprechapraxie

Um eine Sprechapraxie sicherer von den oben besprochenen Sprach- und Sprechstörungen abgrenzen zu können, schlagen Liepold und Mitarbeiter [2003][4] eine 10-Punkte-Checkliste vor. Je mehr der nachfolgenden Aussagen bejaht werden können, desto größer ist die Wahrscheinlichkeit, dass es sich um eine Sprechapraxie handelt:

10-Punkte-Checkliste

- ✓ Es besteht ein Infarkt/eine Blutung der mittleren Hirnarterie links.
- ✓ Die Lautbildung ist durch Lautvertauschungen und Lautentstellungen gekennzeichnet.
- ✓ Die Lautentstellungen sind inkonstant und inkonsistent.
- ✓ Es treten „Inseln" störungsfreier Produktion auf.
- ✓ Es sind Suchbewegungen (der Sprechorgane) beim Sprechen zu beobachten.
- ✓ Sprechstimme und Sprechatmung sind wenig oder nicht beeinträchtigt.
- ✓ Der Redefluss ist durch Fehlversuche, Wiederholungen und Selbstkorrekturen unterbrochen.
- ✓ Sprechanstrengung ist sicht- oder hörbar.
- ✓ Die Schwierigkeiten treten bei allen Sprechleistungen auf.
- ✓ Es besteht eine bukkofaziale Apraxie.

Abb. 8: 10-Punkte-Checkliste nach Liepold et al. (2003)

Allerdings treffen viele der genannten Punkte auch auf eine Dysarthrie und/oder Aphasie zu. Daher ist nicht nur die Anzahl der Ja-Antworten entscheidend, sondern auch die Bedeutung der einzelnen Aussagen. Für die Abgrenzung der Sprechapraxie zu anderen Sprech- und Sprachstörungen sind die Punkte 2, 3 und 5 der Checkliste besonders wichtig.

4 Liepold, M.; Ziegler, W.; Brendel, B. (2003) Hierarchische Wortlisten. Ein Nachsprechtest für die Sprechapraxiediagnostik. Dortmund: Verlag modernes Lernen.

Wodurch entsteht eine Sprechapraxie? – Ursachen von Sprechapraxie

Die Ursachen von Sprechapraxie sind vielfältig. Gemeinsam ist die **Schädigung der sprachdominanten Großhirnhälfte**. Für die meisten Menschen ist dies die linke Gehirnhälfte. Einige Autoren berichten auch von sprechapraktischen Symptomen bei Schädigung von Hirnarealen unterhalb des Großhirns (= **subkortikal**).

Die häufigsten Ursachen für Sprechapraxie sind der **Schlaganfall** und das **Schädelhirntrauma**.

Beim **Schlaganfall** ist meist die linke mittlere Hirnarterie (Abb. 9) geschädigt. Dann kann es zu einer Minderdurchblutung (**Ischämie**) eines Hirnabschnittes oder einer Blutung (**Hirnblutung**) in das Hirngewebe durch Risse oder Brüche der Arterie kommen. Die Durchblutungsstörungen oder der Druck, der infolge der Blutung entstehen kann, führen zu einem Sauerstoffmangel im Gehirn, sodass Hirnzellen absterben. Es kommt zur Schädigung von Hirngewebe mit entsprechenden Funktionsausfällen.

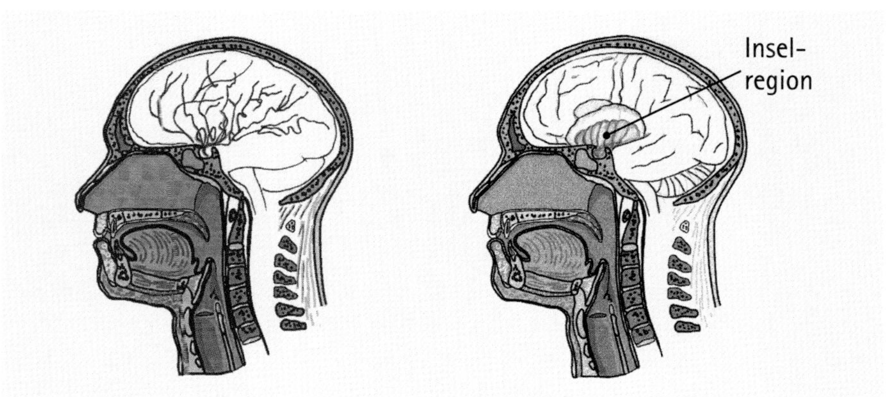

Abb. 9: Verlauf der mittleren Hirnarterie

Abb. 10: Inselregion im Gehirn

Unter den Schlaganfällen führen besonders Schädigungen der sogenannten Inselregion (siehe Abb. 10) zur Sprechapraxie.

Das **Schädelhirntrauma** ist eine durch gewaltsame Einwirkung entstandene Schädigung von Hirngewebe. Durch einen Aufprall oder Schlag kann es zu Geweberissen oder Blutungen im Gehirn kommen, die zu Funktionsausfällen beim Sprechen führen können.

Abbildung 11 gibt einen Überblick über mögliche Ursachen von Sprechapraxie.

Ursachen einer Sprechapraxie

- Schlaganfall → Ischämie
→ Hirnblutung
- Schädelhirntrauma
- Tumore der linken Gehirnhälfte
- Fortschreitende Erkrankungen des Gehirns
- Entzündungen im Gehirn
- Vergiftungen
- Anfallsleiden

Abb. 11: Mögliche Ursachen von Sprechapraxie

Begleiterscheinungen von Sprechapraxie

Personen mit Sprechapraxie haben selten eine isolierte Sprechstörung. Oft weisen sie weitere Begleiterscheinungen als Folge des Schlaganfalls oder der verursachenden Erkrankung auf.
Einige mögliche Begleiterscheinungen von Sprechapraxie sind in der Tabelle 1 aufgeführt und werden dort kurz erläutert. Alle Begleiterscheinungen können in unterschiedlichen Kombinationen und Schweregraden auftreten. Das bedeutet, jede Person kann andere Begleiterkrankungen in unterschiedlicher Ausprägung haben.

Mögliche Begleiterscheinungen bei Sprechapraxie

Agnosie	▪ Unfähigkeit, trotz intakter Sehfähigkeit, etwas zu erkennen ▪ kann Objekte oder Formen, aber auch Gesichter betreffen ▪ z. B. werden vertraute Personen nicht direkt erkannt oder gleiche Objekte unterschiedlicher Größe nicht als das gleiche Objekt identifiziert
Antriebsmangel	▪ Betroffene wirken gleichgültig und teilnahmslos ▪ dies ist Folge der Erkrankung und kein Mangel an Motivation
Apraxie	▪ Störungen der bewussten Handlungsfähigkeit ▪ der Handlungsplan für bestimmte Bewegungen ist gestört oder der Gebrauch von Gegenständen und Handlungsabfolgen ist eingeschränkt ▪ Patienten mit Sprechapraxie – einer Störung der Planung für Sprechbewegungen – können gleichzeitig auch andere Apraxien haben ▪ manche Apraxien sind im Alltag hinderlich, wenn die Betroffenen dadurch nicht in der Lage sind, bestimmte Aufgaben in der korrekten Reihenfolge durchzuführen ▪ z. B. können viele von einer Apraxie Betroffene keinen Kaffee kochen, obwohl Kaffee, Wasser und Kaffeemaschine vorhanden sind, da sie die Abfolge der Handlungen nicht planen können

Tab. 1: Begleiterscheinungen von Sprechapraxie

Aufmerksamkeits-störung	▪ Störung der Zuwendung oder Aufrechterhaltung der Aufmerksamkeit ▪ als Begleiterscheinung oder Folge der Einschränkungen (z. B. durch Schmerzen oder Sensibilitätsstörungen) ▪ die Betroffenen können sich schlecht konzentrieren und sind leicht ablenkbar ▪ auch geteilte Aufmerksamkeit, also die gleichzeitige Konzentration auf verschiedene Dinge oder Handlungen, kann ein Problem darstellen
Depression	▪ Angst oder Traurigkeit treten deutlich vermehrt auf ▪ wichtig ist eine ärztliche und psychologische Beratung ▪ eine medikamentöse und/oder psychologische Therapie kann hilfreich sein
Dysphagie	▪ Schluckstörungen, die besonders in der Frühphase eines Schlaganfalls auftreten ▪ die Nahrungsaufnahme ist erschwert und die Gefahr des Verschluckens sehr groß ▪ da dies zu ernsthaften Erkrankungen der Lunge (z. B. Lungenentzündung) und Unterernährung führen kann, ist eine zügige Behandlung durch eine Sprachtherapeutin wichtig ▪ bei länger andauernden Schluckstörungen werden die Betroffenen über eine Magensonde mit Nahrung versorgt
Gedächtnisstörung	▪ auch Amnesie genannt ▪ kann das Neugedächtnis (aktuelle Ereignisse) oder das Altgedächtnis (Erinnerungen an länger Vergangenes) betreffen

Tab. 1: Begleiterscheinungen von Sprechapraxie

Hemianopsie	■ die Betroffenen können auf beiden Augen halbseitig nicht sehen ■ der halbseitige Gesichtsfeldausfall bedeutet für die Betroffenen, dass sie Schwierigkeiten beim Überblick über Gegenstände auf dem Tisch oder im Raum haben ■ beim Lesen kann es sein, dass Betroffene eine Seite des Textes/Satzes nicht sehen können und die Anfänge oder Enden einer Zeile weglassen
Hemiparese	■ bei einer Halbseitenlähmung (Hemiparese/-plegie) können die Betroffenen eine Körperhälfte nicht oder nur vermindert bewegen ■ Betroffene laufen schlechter oder sitzen im Rollstuhl ■ Arm- und Rumpfbewegungen der betroffenen Seite können erschwert oder unmöglich sein ■ ggf. liegt eine zusätzliche Gefühlsstörung der betroffenen Körperseite vor ■ der gelähmte Arm fällt evtl. vom Tisch herunter, mit Schmerzen in der Schulter als Folge, oder er wird an den Körper gepresst
Neglect	■ halbseitige Vernachlässigung, bei der die betroffene Seite völlig ausgeblendet wird, ohne dass ein Gesichtsfeldausfall (Hemianopsie) vorliegt ■ die Betroffenen reagieren weder auf visuelle, akustische und/oder taktile Reize von der betroffenen Seite
Orientierungs-schwierigkeiten	■ Problem der räumlichen Orientierung ■ Betroffene finden sich z. B. in der Klinik nicht zurecht, verlaufen sich auf dem Weg zur Therapie oder finden ihr Zimmer nicht mehr ■ ggf. müssen Betroffene zu bestimmten Orten gebracht und wieder abgeholt werden

Tab. 1: Begleiterscheinungen von Sprechapraxie

unkontrolliertes Lachen und/oder Weinen	■ der aktuellen Situation nicht angepasste Gefühlsäußerungen ■ bei einigen Betroffenen fehlt die eigene Wahrnehmung der Krankheit oder ist verringert, sie zeigen eine für ihre Umwelt unverständliche Fröhlichkeit und lachen oft ■ andere Betroffene sind sehr depressiv und gefühlslabil, sie bekommen plötzliche Wut- oder Weinanfälle ■ die Gefühlsäußerungen können völlig unerwartet oder bei Ansprache gewisser Schlüsselwörter, z. B. Familie, Beruf oder Hobby, auftreten ■ die Betroffenen können das Weinen oder Lachen oft nicht willentlich unterdrücken
Zahlenverarbeitungs- und Rechenstörung	■ auch Akalkulie genannt ■ Zahlen werden nicht oder nur schwer verstanden, gesprochen, gelesen oder geschrieben ■ die Umwandlung von Zahlwörtern („zwölf") in Zahlen („12") oder umgekehrt gelingt nicht ■ evtl. bereiten schon einfache Rechenoperationen (Addieren, Subtrahieren) Probleme ■ im Alltag sind z. B. der Umgang mit Terminen, das Lesen von Kochrezepten oder Fahrplänen und der Umgang mit Geld erschwert

Tab. 1: Begleiterscheinungen von Sprechapraxie

Folgen einer Sprechapraxie im alltäglichen Leben

Kommunikationsprobleme

„Ich wollte heute Medikamente in der Apotheke kaufen, aber ich habe den Namen nicht herausbekommen. Mein Mann hat das dann gemacht. Das war mir sehr peinlich, das war furchtbar."
Fr. V., mittelschwere Sprechapraxie, Altdorf

Gespräche mit dem Partner, mit Bekannten, Freunden und Kollegen sind die Grundlage für unser soziales Zusammenleben. Somit können neben den eigentlichen Symptomen und Problemen beim Sprechen weitere Schwierigkeiten auftreten und zu Problemen im Alltag führen. Einige davon sollen im Folgenden kurz erläutert werden:

Die Frage nach dem richtigen Weg kann zum großen Hindernis werden. Der Gefragte versteht die Frage nicht, weil einige Laute unverständlich artikuliert oder vertauscht sind, sodass einige Wörter nicht verstanden werden. Beim erneuten Versuch verhaspeln sich die Betroffenen oft noch mehr und bleiben schon bei der einleitenden Bitte um Hilfe stecken. Die Frage nach der „Görlitzer Straße" bleibt z. B. völlig unverstanden.

Menschen mit Sprechapraxie benötigen oft mehr Zeit beim Sprechen. Ein verlangsamtes Sprechtempo kann jedoch zu Ungeduld bei Gesprächspartnern führen – sie fallen dem Sprecher ins Wort, beenden die Äußerung der Betroffenen etc. Häufige Reaktionen der Betroffenen sind dann der Abbruch des Sprechversuches und die Kürzung der beabsichtigten Wortmeldung.

Witze zu erzählen ist für Menschen mit Sprechapraxie kaum möglich. Sie betonen anders und „verhauen" die Pointe durch wiederholtes Suchen der richtigen Sprechbewegung. Langsames Sprechtempo und ständige Wiederholungen, die nicht immer zum Ziel führen, bewirken, dass die Zuhörer irgendwann den Witz automatisch vervollständigen.

Anrufen wird zur Tortur: Da die Gesprächspartner nur hören können, wundern sie sich über lange Pausen und Zwischengeräusche, z. B. beim Suchen der korrekten Sprechbewegung. Sie verstehen nur Teile der Äußerungen und können auch keine erklärende Gestik zu Hilfe nehmen, da sie diese am Telefon ja nicht sehen können. Teile des Gesagten bleiben unverstanden.

Psychosoziale Folgen

Nicht nur die Verständigung ist erschwert, auch die Folgen für das Berufs- und Privatleben sind oft gravierend:

Verkäufer, die auf gute Sprech- und Sprachleistungen angewiesen sind, sind nun unfähig, ihren Beruf auszuüben. Fast in jedem Beruf ist es notwendig, sich mit Kollegen, Vorgesetzten oder Kunden zu verständigen. Gelingt das nicht, führt dies zu Einschränkungen in der beruflichen Tätigkeit und der beruflichen Entwicklung.

Die Lautvertauschungen und -entstellungen führen zu Abweichungen vom Normsprechen. Verändertes und verwaschenes Sprechen wird in unserer Gesellschaft oft mit Trunkenheit assoziiert oder die Betroffenen werden als Ausländer eingeschätzt.

„Ich konnte das Fest überhaupt nicht genießen. Ich hatte immer Angst, dass mich jemand anspricht."
Hr. H., leichte Sprechapraxie, Erlangen

Die eingeschränkte Verständlichkeit und der größere Zeitbedarf beim Sprechen machen sowieso schon anstrengende Ämtergänge zum unüberwindlichen Hindernis. Gesprächspartner, die nicht über die Erkrankung informiert sind, werden leicht ungeduldig, wenn sie immer wieder nachfragen oder lange warten müssen. Einige täuschen Verständnis vor, obwohl sie nur Teile des Gesagten verstanden haben.

„Bei den Gesprächen am Stammtisch kann ich nicht mithalten. Ich stehe immer nur daneben."
Hr. S., leichte Sprechapraxie, Erlangen

Aber auch in der eigenen Familie und im Freundeskreis verändert sich vieles. Die Partner, im Bemühen darum, den Betroffenen zu helfen, übernehmen oft das Sprechen. Die Betroffenen verstummen noch mehr als es ihre Sprechstörung notwendig macht. Freunde ziehen sich zurück, da sie nicht wissen, wie sie mit der Erkrankung umgehen sollen und die Verständigung sehr erschwert ist.

„Machen Sie das mit meinem Mann aus. Der macht das jetzt alles. Ich kann das fei nicht mehr."
Fr. V., mittelschwere Sprechapraxie, Altdorf

Viele Betroffene schämen sich wegen ihrer veränderten – nicht korrekten – Sprechweise oder haben Angst vor dem Sprechen.

Sprechangst – Was ist das?

Sprechangst gehört zu den sozialen Ängsten und beschreibt die Angst, vor Menschen zu sprechen.

Das Gefühl der Angst hatte in früheren Zeiten der Evolution durchaus seine Berechtigung – es war sogar lebensnotwendig. Wenn ein Raubtier oder Feind auftauchte, beeinflusste die Angst die Entscheidung, was zu tun war: Angriff, Flucht oder grundsätzliche Vermeidung der Situation. Somit sorgte die Angst dafür, dass man einer Gefahr aus dem Weg ging.

Bei Sprechangst ist die Gesprächssituation oder der Gesprächspartner quasi das „Raubtier". Heute ist die Angst natürlich nicht mehr überlebensnotwendig, sondern behindert das alltägliche Leben. Auch bei Sprechapraxie kann Sprechangst auftreten. Hinter dieser Sprechangst steckt die Angst vor der Bewertung der eigenen Sprechleistungen und der eigenen Person:

Die Betroffenen befürchten, dass sie schlecht sprechen würden, für dumm oder betrunken gehalten werden oder nicht zu Wort kommen.

Damit dieses nicht passiert, vermeiden sie die kritische Situation – sie sprechen nicht vor Publikum, halten sich in Gesprächen zurück, gehen nicht ans Telefon.

Die Gesprächspartner übernehmen daraufhin mehr Gesprächsanteile, springen beim Vortrag ein und sprechen vor dem Publikum oder führen das anstehende Telefongespräch.

Das Ergebnis: Der Betroffene kommt wirklich nicht zu Wort. Damit hat sich der Teufelskreis geschlossen – die Bestätigung der Befürchtungen verstärkt die Sprechangst und es bilden sich schnell Routinen heraus.

Ohne direkten Eingriff in den Kreislauf haben die Betroffenen kaum Chancen auszubrechen. Die von Sprechapraxie Betroffenen ziehen sich aus Gesprächen immer mehr zurück und geben die Sprecherrolle an ihre Partner ab. Diese übernehmen die Aufgabe des Sprechers auf Dauer (Abbildung 12).

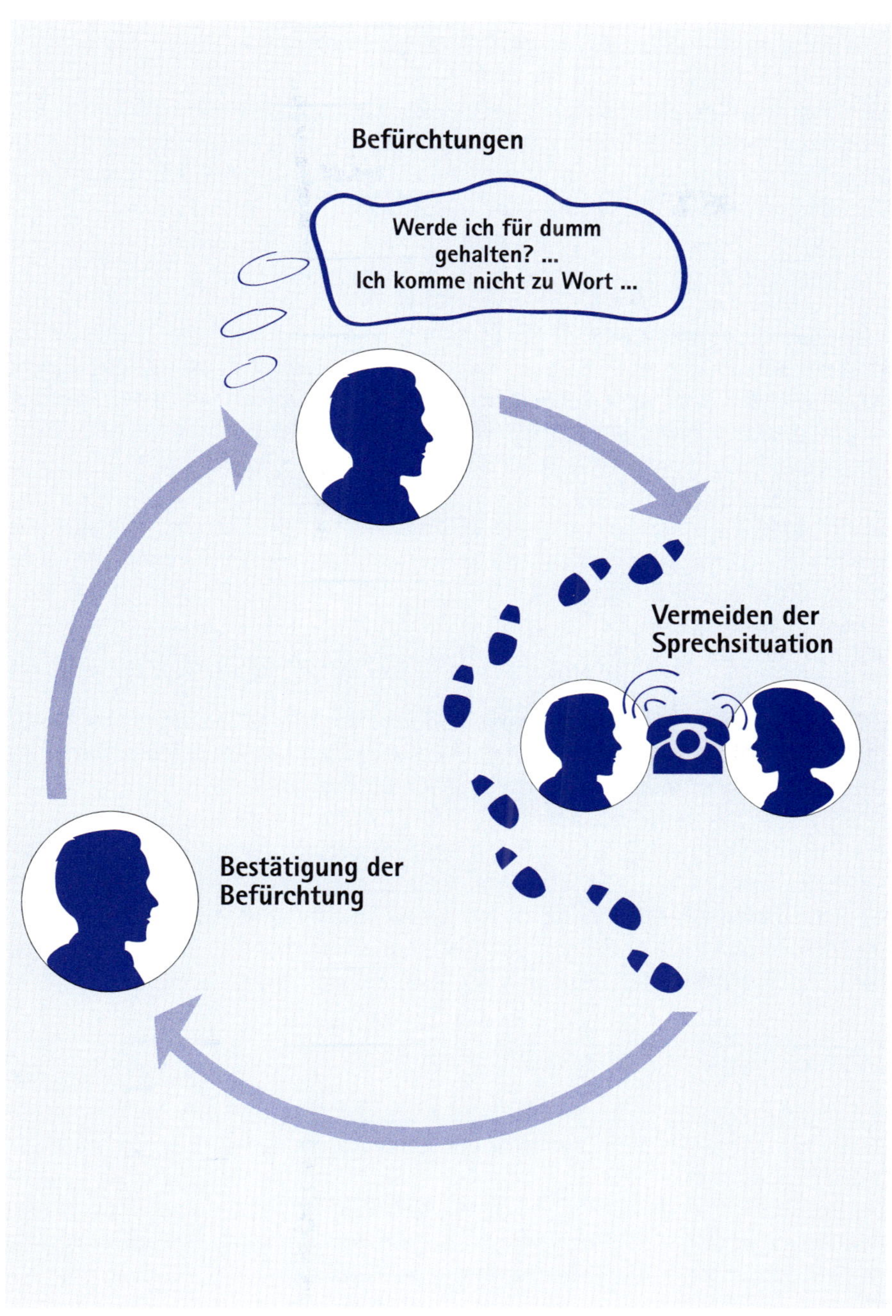

Abb. 12 : Teufelskreis der Sprechangst

Sprechangst – Was kann ich dagegen tun?

Um aus dem Teufelskreis der Sprechangst auszubrechen oder gar nicht erst hineinzugeraten, helfen oft Strategien. Einige der Vorgehensweisen werden im Folgenden besprochen. Alle beschriebenen Strategien können Schwerpunkte in der Therapie sein. Einiges können Sie selbst tun.

Hintergrund und Ablauf der Sprechangst verstehen

Wenn Sie die Hintergründe der Sprechangst und den Ablauf des Teufelskreises kennen, können Sie eher darauf reagieren und bewusst „ausbrechen". Hierzu ist es wichtig, dass sie erkennen, welche Gesprächssituationen oder -partner Ängste auslösen. Nur dann können Sie sich den Gesprächssituationen und -partnern gezielt stellen und die eigenen negativen Gefühle verändern.

Als Betroffene können Sie um etwas Zeit bitten – und die Sprecherrolle aktiv ergreifen. Als Angehörige können Sie überfürsorgliches Verhalten vermeiden – und die Sprecherrolle bewusst abgeben.

Abbau von Vermeidungsverhalten und Suche nach Handlungsalternativen

Damit Sie neue Wege in Ihrer Kommunikation gehen können, benötigen Sie Handlungsalternativen zu Ihrem gewöhnlichen Verhalten bei Gesprächssituationen. Dies erfordert viel Mut und Geduld bei allen Beteiligten.

Als Person mit Sprechapraxie müssen Sie zum Beispiel lernen, mit „Fehlern" zu sprechen, Gestik als Unterstützung einzusetzen oder beim Telefonieren Wörter zu wiederholen. Als Angehörige müssen Sie vielleicht lernen, sich Zeit zu nehmen und dem Impuls zu widerstehen, das Telefonat doch schnell zu übernehmen. Und Sie müssen die veränderte Sprechweise Ihres Partners akzeptieren.

Verbesserung der Kommunikationssituation

Oft genug erschweren wir uns im Alltag die Verständigung mit unseren Gesprächspartnern, indem wir nicht zuhören, aneinander vorbeireden oder Gespräche in großer Eile führen.
Indem Sie die Grundsituation in Ihren Gesprächen verbessern und einige „Kommunikationsregeln" beachten, können Sie die Verständigung bei Sprechapraxie erleichtern.

Kommunikationstipps

Umgang mit Sprechapraxie im Alltag – Kommunikationstipps für Angehörige und Betroffene

Im Folgenden werden einige Hinweise für gute Kommunikation gegeben, die auch für „Sprechgesunde" gelten. Probieren Sie diese aus und setzen Sie die Tipps aktiv ein, die Ihnen in der Verständigung hilfreich erscheinen.
Einige Hinweise sind für die Gesprächspartner/Angehörigen von Menschen mit Sprechapraxie, andere eher für die Betroffenen selbst.

Kommunikationstipps für die Angehörigen

Haben Sie Achtung vor einem Menschen mit Sprechapraxie.

Respektieren Sie die Betroffenen genauso wie vor der Erkrankung. Sie können nicht mehr so gut sprechen, sind aber ansonsten dieselben Menschen mit denselben Fähigkeiten, demselben Wissen und derselben Lebensgeschichte wie vor der Erkrankung. Sprechen Sie normal mit ihnen und holen Sie ihre Meinung ein, wann immer es geht.

Warten Sie und seien Sie geduldig.

Menschen mit Sprechapraxie benötigen mehr Zeit, um sich zu äußern. Lassen Sie ihnen diese Zeit und hören Sie zu. Das erfordert viel Geduld, da Gesprächssituationen meist länger dauern.

Planen Sie mehr Zeit für Gespräche ein, insbesondere wenn Entscheidungen getroffen werden müssen und miteinander diskutiert werden muss.

Der Inhalt zählt.

Achten Sie darauf, ob Sie verstanden haben, was gesagt wurde. Die Form des Gesagten ist dabei unwichtig und nicht angeforderte Verbesserungen helfen nicht, sondern frustrieren eher. Menschen mit Sprechapraxie bemerken ihre Sprechprobleme von allein, können sie aber teilweise nicht korrigieren, auch wenn sie das Gesagte wiederholen. Kritisieren Sie daher nicht ihre Ausdrucksweise.

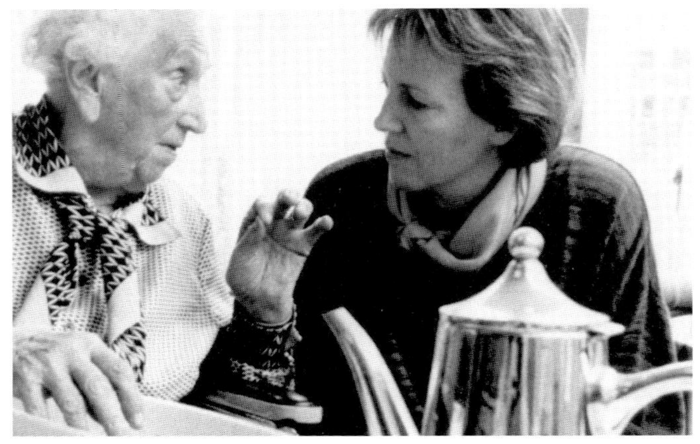

Abb. 13 : Hören Sie Ihrem von Sprechapraxie betroffenen Gesprächspartner zu

Verständnis sichern.

Sichern Sie ab, was Sie verstanden haben. Fassen Sie besonders bei Unklarheiten zusammen, was Sie verstanden haben und was unklar geblieben ist. Täuschen Sie nicht vor, etwas verstanden zu haben, sondern klären Sie das Nichtverstandene.

Konzentrieren hilft nicht unbedingt. Abwarten hilft vielleicht.

Die Sprechleistungen werden nicht unbedingt besser, wenn sich die Betroffenen darauf konzentrieren. Deshalb hilft ihnen der Tipp „Konzentrier` dich und fang noch einmal an!" meist nicht. Warten Sie und geben Sie den Betroffenen Zeit.

Halten Sie Blickkontakt.

Schauen Sie den Betroffenen an, wenn sie sprechen. Damit zeigen Sie Wertschätzung Ihrem Kommunikationspartner gegenüber. Außerdem kann die zusätzliche Beobachtung der Lippenbewegungen, aber auch von Mimik und Gestik helfen, das Gesagte besser zu verstehen.

Dinge sprechen lassen.

Auch wenn Sie nicht alles verstehen können, was gesagt wurde, können Sie doch oft durch Mitdenken und Beobachten der Situation erkennen, was sie meinen.

Nachsprechen ist keine echte Kommunikation.

Wenn Sie die Betroffenen mit schwerer Sprechapraxie einmal nicht verstehen können, kann die nichtsprachliche Verständigung (z.B. mit Gesten) oder die Kommunikation über das Aufschreiben der Gesprächsinhalte sinnvoll sein. Anschließendes Nachsprechen, um das eben Vermittelte noch einmal zu sprechen, ist dagegen für die Verständigung nicht sinnvoll. Vermeiden Sie dieses, es sei denn, die Betroffenen fordern Nachsprechen ausdrücklich an.

Lassen Sie Ihren Gesprächspartner zu Wort kommen.

Aus guten Motiven antworten die Angehörigen oft für Menschen mit Sprechapraxie oder fallen ihnen ins Wort, da das Sprechen ja schwer fällt. Obwohl dies gut gemeint ist, kann es dazu führen, dass Personen mit Sprechapraxie aus der Sprecherrolle gedrängt werden und sich aus der Kommunikation zurückziehen.

Sagen Sie offen, wenn Sie im Moment keine Zeit haben.

Falls Sie für ein längeres oder wichtiges Gespräch im Moment keine Zeit und Ruhe finden, sagen Sie dies offen. Suchen Sie zusammen mit dem Betroffenen einen Zeitraum, in dem Sie dieses Gespräch führen können.

Sorgen Sie für ruhige Gesprächssituationen.

Hintergrundgeräusche wirken sich besonders störend aus, wenn die Verständigung ohnehin erschwert ist. Versuchen Sie, Umgebungsgeräusche (z. B. Radio, Fernseher) zu vermeiden, damit die Unterhaltung ungestörter funktionieren kann.

Geben Sie nicht auf!

Bemühen Sie sich, die Betroffenen zum Sprechen motivieren. Seien Sie nicht frustriert, wenn es mal nicht klappt, alles zu verstehen. Ermuntern Sie Ihren Gesprächspartner, immer wieder zu sprechen.

Kommunikationstipps für die Betroffenen

Sprechen Sie.

Vermeiden Sie trotz der Schwierigkeiten, die Sie beim Sprechen haben, Gespräche nicht. Lassen Sie sich nicht entmutigen, auch wenn die Aussprache nicht immer richtig ist.

Wagen Sie sich in Gesprächssituationen mit Familienangehörigen, Freunden, Bekannten und Fremden. Informieren Sie Ihre Gesprächspartner über die Sprechapraxie und sagen Sie ihnen, was Ihnen beim Sprechen hilft. So können sie Sie unterstützen.

Der Inhalt zählt.

Achten Sie im Gespräch darauf, dass der gewünschte Inhalt Ihre Gesprächspartner erreicht. Auch wenn Sie nicht unbedingt mit der Sprechweise zufrieden waren, verzichten Sie bei Gesprächen auf Wiederholungen des Gesagten, um Sprechen zu üben. Das behindert das Gespräch nur unnötig.

Setzen Sie alles ein, um sich verständlich zu machen.

Falls Sie sich in einer Situation mit Sprechen nicht verständlich machen können, unterstützen Sie Ihre Äußerungen durch Gestik und Mimik oder geschriebene Mitteilungen. Manchmal hilft auch Zeichnen weiter.

Suchen Sie sich einen ruhigen Ort.

Suchen Sie sich für wichtige Gespräche einen ruhigen Ort und planen Sie genügend Zeit ein. Damit können Sie den Druck auf sich und Ihre Sprechleistungen verringern. Außerdem sind Zweiergespräche meist einfacher als Gruppendiskussionen.

Machen Sie sich bemerkbar, wenn Sie etwas sagen möchten.

Gerade in Gruppen ist es oft schwer, das Wort zu ergreifen. Vereinbaren Sie mit Ihren Gesprächspartnern Signale, mit denen Sie zeigen, dass Sie etwas sagen möchten, wie z. B. das Heben der Hand. Auch ein kurzer Hinweis wie „Halt, ich möchte etwas sagen." kann hilfreich sein.

Achten Sie auf Ihren Gesprächspartner.

Beobachten Sie Ihre Zuhörer genau. Haben sie alles verstanden? Was haben sie verstanden, was nicht? Was müssen Sie wiederholen?

Versuchen Sie, Gespräche nicht unter Zeitdruck zu führen. Vereinbaren Sie für längere und wichtige Gespräche einen Zeitpunkt, der für Sie und ihre Angehörigen passend ist.

Geben Sie nicht auf!

Zeigen Sie Verständnis, auch wenn Sie von Ihren Angehörigen einmal nicht verstanden werden. Versuchen Sie, das Gesagte noch mal oder vielleicht etwas anders zu formulieren.

Wie kann ich als Angehöriger im Alltag noch helfen?

Halten Sie soziale Kontakte.

Versuchen Sie eine soziale Isolation des Betroffenen zu verhindern, indem Sie mit Freunden, Bekannten und Verwandten offen über die Sprechapraxie und deren Folgen sprechen. Damit können Sie auch erreichen, dass Sie nicht zur einzigen Bezugsperson Ihres betroffenen Angehörigen werden. Außerdem haben Sie so die Möglichkeit, sich Unterstützung aus Ihrem Freundes- und Familienkreis zu holen.

Warten Sie nicht mit der Sprachtherapie und/oder anderen Behandlungen.

Je früher Sie mit der Therapie beginnen, desto besser! In Akut- und Rehabilitationskliniken gehört Sprachtherapie meist zum Standard. Sprechen Sie mit dem behandelnden Arzt und den Therapeuten, ob und wie Sie die Therapien unterstützen können. Voraussetzung dafür ist, dass Ihr betroffener Angehöriger einverstanden ist. Nach dem Klinikaufenthalt kann es sein, dass Sie die weitere Sprachbehandlung organisieren müssen. Suchen Sie zeitig genug Sprachtherapeuten in Ihrer Nähe, damit die Behandlung möglichst schnell fortgesetzt werden kann. Hilfe hierbei erhalten Sie gewöhnlich von den behandelnden Ärzten, Therapeuten oder Sozialpädagogen der Klinik.

Sorgen Sie dafür, dass sich nicht alles nur um die Sprechapraxie dreht!

Die Sprechapraxie und ihre Folgen sollten nicht den Mittelpunkt Ihres Lebens bilden. Wünsche und Probleme aller Beteiligten – also sowohl der Betroffenen als auch der Angehörigen – sollten berücksichtigt werden.

Nehmen Sie gemeinsame Tätigkeiten wieder auf und suchen Sie neue Aktivitäten.

Fördern und unterstützen Sie Fähigkeiten, die der Betroffene noch durchführen kann (z. B. Fotografieren, leichte Gartenarbeit o. Ä.), unternehmen Sie wieder gemeinsam etwas (z. B. in den Urlaub fahren) und versuchen Sie, zusammen neue Aktivitäten zu finden.

Suchen Sie bewusst den Kontakt zu Freunden und Bekannten.

Viele Freunde und Bekannte ziehen sich in schwierigen Situationen zurück. Häufig steckt die Angst dahinter, dass sie nicht wissen, wie sie mit der neuen Situation umgehen sollen. Sie sind oftmals unsicher, wie sie mit dem Betroffenen sprechen sollen und befürchten, diesen nicht zu verstehen.

Wenn Sie Kontakte zu bestimmten Freunden oder Bekannten aufrechterhalten möchten, gehen Sie auch aktiv auf sie zu. Nutzen Sie Feste, um Freunden und Bekannten zu begegnen oder laden Sie sie zum Kaffeetrinken ein. Auch Betroffene können sich bewusst dieses Ziel setzen, indem sie beispielsweise eine langjährige Freundin anrufen. Solche Situationen können in der Sprachtherapie u. a. über Rollenspiele vorbereitet werden.

Selbsthilfegruppen bieten die Möglichkeit, neue Freunde und Bekannte kennenzulernen, die sich in einer ähnlichen Situation befinden und dadurch die persönlichen Sorgen und Ängste oft besser verstehen.

Schätzen Sie die Behinderung realistisch ein.

Obwohl es sich bei Sprechapraxie „nur" um eine Sprechstörung handelt, wird sich Ihr Leben wahrscheinlich ändern. Akzeptieren Sie diese Tatsache und versuchen Sie gemeinsam, neue Lebensperspektiven zu entwickeln.

Therapie der Sprechapraxie

Wer behandelt eigentlich Sprechapraxie?

Wie die Untersuchung von Sprechapraxie erfolgt auch die Behandlung durch eine auf die Sprachtherapie spezialisierte Therapeutin, z. B. eine Logopädin, klinische Linguistin, akademische Sprachtherapeutin etc. Viele dieser Therapeutinnen haben sich auf die Behandlung von neurologischen Sprech- und Sprachstörungen spezialisiert.

In vielen Akutkliniken und fast allen Rehabilitationskliniken gehört Sprachtherapie (Logopädie) zum therapeutischen Standard. Die Behandlung der Sprechapraxie erfolgt im Rahmen der Logopädie. Dabei können Einzel- und/oder Gruppentherapien stattfinden. In der Einzeltherapie kann auf die individuellen Probleme des Patienten eingegangen werden. Die Gruppentherapie bietet den kommunikativen Austausch mit anderen Betroffenen. Dort kann gemeinsam weitergeübt werden und das Geübte in Gesprächen umgesetzt werden. Nach der Akutphase ist eine Kombination von Einzel- und Gruppentherapie sinnvoll. Eine ausschließliche Gruppentherapie erscheint innerhalb des ersten Jahres nach einem Ereignis nicht adäquat.

Wenn man wieder zu Hause ist, kann die Therapie in logopädischen Praxen oder in einer Ambulanz fortgesetzt werden. Voraussetzung dafür ist eine sogenannte Heilmittelverordnung (= Rezept) durch den Arzt. In medizinisch begründeten Fällen kann die Behandlung auch als Hausbesuch stattfinden. Dann kommt die Sprachtherapeutin zu Ihnen nach Hause und übt dort mit Ihnen.

Adressen der logopädischen Praxen und Ambulanzen finden Sie im Telefonbuch, in den Gelben Seiten oder im Internet unter den Stichworten „Sprachtherapie“ oder „Logopädie“. Meist hat auch Ihr behandelnder Arzt eine Liste von sprachtherapeutischen Praxen und Ambulanzen in Ihrer Nähe. Außerdem können Sie über die Internetseiten sprachtherapeutischer Berufsverbände (siehe „Nützliche Adressen“) Therapeutinnen suchen.

Wer bezahlt die Therapie?

In der Klinik erfolgt die Behandlung der Sprechapraxie im Rahmen der angebotenen Sprech- und Sprachtherapie. Die Behandlung der Sprechapraxie wird also wie jede andere Therapie während der Akut- oder Rehabilitationsbehandlung bezahlt. Wenn eine Rehabilitationsmaßnahme mit dem Ziel der Teilhabe am Berufsleben durchgeführt wird, finanziert diese die Deutsche Rentenversicherung. Ansonsten zahlt die Krankenkasse den Rehabilitationsaufenthalt.

Ambulante Sprechapraxie-Therapie ist im Heilmittelkatalog der gesetzlichen Krankenkassen enthalten und wird von den gesetzlichen Krankenkassen (abzüglich eines Selbstkostenbetrages) bezahlt. Private Krankenkassen übernehmen die Kosten der Behandlung gewöhnlich nach der Prüfung eines Kostenvoranschlages teilweise oder komplett.

Innerhalb des Heilmittelkatalogs wird die Sprechapraxie unter dem Punkt „SP6 Störungen der Sprechmotorik" aufgeführt. In der ersten Verordnung werden bis zu 10 Therapieeinheiten verschrieben. Bei einer Folgeverordnung können bis zu 20 Therapieeinheiten verschrieben werden. Innerhalb der ersten Therapiesitzungen wird eine genaue logopädische Untersuchung der Sprechapraxie durchgeführt. Nach 30 Therapieeinheiten ist eine weiterführende Untersuchung notwendig, um zu klären, ob die Therapie fortgesetzt oder beendet werden sollte bzw. um weitere Rehabilitationsmaßnahmen zu planen. Innerhalb eines Regelfalls können bis zu 60 Therapieeinheiten verordnet werden. Es sind aber auch sogenannte Langfristverordnungen möglich. Dazu muss der Arzt einen gesonderten Antrag an die Krankenkasse stellen. Dann kann die Behandlung ohne Unterbrechungen über längere Zeit fortgeführt werden.

Die jeweilige Behandlung dauert, je nach Verordnung des Arztes, 30, 45 oder 60 Minuten. Sie sollte laut Heilmittelkatalog mindestens 1x pro Woche durchgeführt werden. In der Regel sollte sie 45 Minuten dauern und mindestens 2-3 Therapieeinheiten wöchentlich umfassen. Studien zum Bewegungslernen zeigen nämlich, dass Verbesserungen nur durch ein intensives Training erreichbar sind. Vor diesem Hintergrund erscheint eine häufigere Behandlung sinnvoller. Außerdem liegen oftmals weitere Probleme, wie z. B. eine Aphasie vor, die ebenfalls häufige Therapien erfordern. Bei Vorliegen einer Aphasie ist es sogar sinnvoll, die logopädische Behandlung täglich durchzuführen, damit sich die Sprache verbessert. Zusätzlich sollten häusliche Übungen durchgeführt werden. Im Verlauf der Rehabilitation können auch stationäre Aufenthalte in Rehabilitationskliniken wiederholt werden. Sollte Ihr Antrag auf eine stationäre Rehabilitationsmaßnahme abgelehnt werden, lohnt sich häufig ein Widerspruch mit einer genauen Begründung, warum die Maßnahme dennoch durchgeführt werden und zu welchem Ziel sie führen soll.

Welche Therapieansätze gibt es?

„Modeströmungen in der Therapie entwickeln sich kontinuierlich. Der heutige Hit ist morgen schon ein alter Hut. Der Therapieinhalt wird dadurch beeinflusst, was ... [der Therapeut] ... glaubt, worin die Ursache und Entwicklung der Störung liegt, was in der Vergangenheit gewirkt hat, wie die Ausbildung des Therapeuten ist und die Organisation des medizinischen Dienstleisters ... *(Übersetzung Miller, 1989, Seite 237)*[1]"

Obwohl diese Aussage recht provokativ klingt, enthält sie ein wichtiges Fünkchen Wahrheit. Es gibt sehr viele Behandlungsansätze für Sprechapraxie. Diese unterscheiden sich zum Teil sehr stark in ihren Grundannahmen zur Behandlung und überschneiden sich in ihren Prinzipien.

Alle Ansätze bedürfen der weiteren Erforschung. Die direkte Artikulationstherapie wurde bislang am häufigsten untersucht. Daher sollten Sie darauf achten, dass die Sprachtherapeutin die Fortschritte der Behandlung genau dokumentiert und regelmäßig mit dem Anfangsbefund vergleicht. Auch sollten Patient und Angehörige in regelmäßigen Abständen über die Behandlungsschritte und deren Erfolge informiert werden.

Häusliches Üben verstärkt den Effekt der Therapie. Die Therapeutin sollte dem Patienten regelmäßig Aufgaben mitgeben, die dieser zu Hause möglichst alleine, ggf. aber auch durch Angehörige unterstützt, üben kann.

Ein weiterer wichtiger Punkt ist, dass die Teilhabe am sozialen Leben als oberstes Ziel der Therapie immer im Blick behalten wird. So ist zu Beginn der Therapie, aber auch im weiteren Verlauf, zu besprechen, welche alltagsorientierten Ziele mit der Behandlung erreicht werden sollen. Diese Ziele sind von der Therapeutin gemeinsam mit dem Patienten festzulegen. Als Regel gilt, dass man sich lieber viele kleine Ziele setzen sollte, als ein zu großes Ziel zu verfolgen. Solche kleineren Ziele sollten in wenigen Wochen erreichbar sein. Die damit verbundenen Erfolgserlebnisse motivieren für die weiteren, darauf aufbauenden Ziele.

Um im sozialen Leben wieder Fuß zu fassen, ist seitens des Patienten und seiner Angehörigen zu überlegen, woran der Betroffene wieder teilhaben möchte (z. B. für die Familie beim Bäcker einkaufen). Davon ausgehend ist zu klären, welche kommunikativen Aktivitäten der Betroffene ausüben muss, um teilzuhaben (z. B.

1 Miller, N. (1989) Apraxia of Speech. In: M. M. Leahry (Ed.) Disorders of Communication: the Science Intervention (pp. 228-247). London: Taylor & Francis.

Artikel vom Einkaufszettel laut lesen). Die Sprachtherapeutin wiederum übt zunächst die Funktionen, die für das Ausüben der Aktivitäten nötig sind und die zur Teilhabe führen (z. B. Aussprache von Wörtern mit Begriffen aus dem Themenfeld „Bäckerei"). Darauf aufbauend werden in der Therapie Rollenspiele zur Umsetzung der Aktivitäten durchgeführt. Konkrete Aufgaben zur Umsetzung im Alltag sollen dazu führen, dass das Geübte in den Alltag übertragen wird.

Selbsthilfegruppen

Selbsthilfegruppen können eine unterstützende Wirkung haben. Dort können Betroffene und häufig auch Angehörige gemeinsam mit Gleichgesinnten in einem geschützten Rahmen Erfahrungen austauschen. In vielen Selbsthilfegruppen werden Kommunikationsübungen durchgeführt oder gemeinsame Aktivitäten unternommen. Viele Betroffene finden hier neue Freunde oder Ideen für eine Neuorientierung im sozialen Leben. Es gibt allerdings keine speziellen Selbsthilfegruppen für Menschen mit Sprechapraxie. Da diese Problematik häufig mit Sprachstörungen (Aphasien) kombiniert auftritt, sind Aphasie-Selbsthilfegruppen in der Regel auch für Menschen mit neurologisch bedingten Sprechstörungen offen.

Übersicht über Behandlungsansätze

Im Folgenden wird erst eine Übersicht über die verschiedenen Therapieansätze gegeben. Danach werden einige Behandlungsmethoden und -programme etwas genauer beschrieben.

Bei der Behandlung der Sprechapraxie ist, wie bei jeder anderen Behandlung von Sprech- oder Sprachstörungen auch, die individuelle Symptomatik des Betroffenen zu berücksichtigen. Neben der Aussprache sind auch der Redefluss und die Sprechmelodie zu behandeln, sofern die Sprechapraxie diese Bereiche betrifft.

Wichtig ist, dass bei der Behandlung das Sprechen selbst trainiert werden muss. Das Üben von sprachfreien Zungen- oder Lippenbewegungen (Mundmotorik) ist nach aktuellem Kenntnisstand nicht hilfreich. Daher sollte die Therapiezeit unbedingt für Sprechübungen verwendet werden. Auch bei Vorliegen einer bukkofazialen Apraxie sollte in der Regel kein mundmotorisches Training durchgeführt werden, da diese Störung im Alltag keine Probleme bereitet.

Bei der Behandlung der Aussprache gibt es zwei Hauptrichtungen:

Bei **wortstrukturellen Therapieansätzen** erfolgt das Sprechtraining im Wortganzen. Es wird von Beginn an mit Wörtern oder Wortgruppen geübt. Die Silbenzahl und -struktur des Zielwortes wird von Anfang an beibehalten. Nur die Abläufe beim Sprechen werden entsprechend den Möglichkeiten des Patienten vereinfacht und nach und nach der Zielform angenähert. Zu diesen Ansätzen gehören z. B. der Metrische Ansatz oder die Minimalpaartherapie.

In den **segmentorientierten Therapieansätzen** wurde ursprünglich in kleineren Einheiten, z. B. Silben, aber v. a. Lauten, geübt. Erst später wurden die geübten Laute oder Silben zu Wörtern, Wortgruppen, Floskeln oder ganzen Sätzen zusammengesetzt. Mittlerweile wird aber auch bei segmentorientierten Therapieansätzen versucht, mindestens auf der Silbenebene zu beginnen, um das bereits beschriebene Abrufen von Silben aus dem Silbenlexikon einzubeziehen. Methoden aus diesem Bereich sind z. B. die Phonetische Ableitung oder der Therapieansatz nach Luzzatti & Springer.

Nur bei Patienten mit sehr schwerer Sprechapraxie kann ein einleitendes Üben von Lauten notwendig sein. Sobald der Patient in der Lage ist, erste Silben zu sprechen, sollte mit Silben und insbesondere kurzen Wörter geübt werden.

In der Akutbehandlung oder bei der Behandlung von Redefluss und Sprechmelodie kommen Methoden zum Einsatz, die als **rhythmisch-melodische Therapieansätze** bezeichnet werden. Ein allgemein stimulierender Ansatz in der Akutphase ist die Melodische Intonationstherapie. Einen Ansatz zur Setzung von Akzenten stellt die Kontrastive Akzentuierung dar.

Des Weiteren werden in der Therapie sogenannte **Cueing-Techniken** (Cue = Hinweis), also Hinweisreize, eingesetzt. Solche Hinweisreize sollen z. B. auf die Aussprache eines bestimmten Lautes aufmerksam machen. Sie können als taktil-kinästhetische Hinweisreize über Berührung stattfinden oder als visuelle Hinweisreize über spezielle Handgesten. Der Betroffene fühlt oder sieht also Hinweisreize, die ihm das Sprechen erleichtern. Eine Cueing-Technik mit taktil-kinästhetischen Hinweisreizen ist PROMPT bzw. TAKTKIN. Eine Methode mit gestischen Hinweisreizen ist die Erweiterte Mediationstechnik für Sprechapraxie (EMS). Im Therapieprogramm SpAT (SprechApraxieTherapie bei schwerer Aphasie) werden bei Patienten mit Sprechapraxie und schwerer Aphasie die genannten Hinweisreize intensiv miteinander kombiniert.

Bei sehr schweren Sprechapraxien können vorübergehend, evtl. aber auch dauerhaft, nichtsprachliche und sprachliche **Hilfsmittel für die Verständigung** eingesetzt werden. Hierzu gehören z. B. Kommunikationstafeln oder -bücher, Gesten zur Verständigung oder elektronische Hilfsmittel.

Therapieansätze in der Behandlung von Sprechapraxie

Wortstrukturelle Ansätze =
Sprechtraining mit Wörtern und Wortgruppen
- Metrischer Ansatz
- Minimalpaartherapie
- Schlüsselworttechnik

Segmentorientierte Ansätze =
Sprechtraining ausgehend von Lauten und Silben
- Phonetische Ableitung
- Progressive Approximation
- Sprechdrill
- Therapieansatz von Luzzatti und Springer

Rhythmisch-melodische Ansätze =
Stimulierung von Äußerungen oder Training von Redefluss und Sprechmelodie
- Melodische Intonationstherapie
- Taktgeber (extern/intern)
- Kontrastive Akzentuierung

Cueing-Techniken =
Sprechtraining mit Einsatz von Hinweisreizen
- Gestische Reorganisation
- PROMPT bzw. TAKTKIN

Kommunikationstraining mit sprachlichen und nichtsprachlichen Hilfen
- Kommunikationstafeln oder -bücher
- Elektronische Kommunikationsmittel
- Gestik

Abb. 14: Übersicht über Therapieansätze bei Sprechapraxie

Wortstrukturelle Ansätze

Metrischer Ansatz nach Jaeger und Ziegler

Beim Metrischen Ansatz erfolgt eine schrittweise Annäherung an die gewünschte Sprechbewegung. Der Patient soll in die Lage versetzt werden, eine Äußerung auch dann zu realisieren, wenn einzelne Laute der Äußerung nicht oder schwer verständlich sind. Die Grundlage der Äußerung stellen die Vokale dar (a, e, i, o, u), die auch als Silbenkerne bezeichnet werden. Die Konsonanten werden schrittweise hinzugefügt, wodurch es zu einer Annäherung an die richtige Aussprache kommt. So muss man beim Wort „Nacht" z. B. den Kiefer öffnen und schließen (Teilbereich 1), den vorderen Teil der Zunge anheben, senken und wieder anheben (Teilbereich 2), das Gaumensegel heben, um den Luftstrom durch die Nase zu stoppen (Teilbereich 3) und am Ende des Wortes die Stimme weglassen (Teilbereich 4). Außerdem muss noch ein Laut eingeschoben werden, was nur gelingt, wenn sich der hintere Teil der Zunge anhebt (Teilbereich 5).

Einteilung der Sprechbewegungen bei „Nacht" in Teilbereiche nach dem Sprechorgan

Teilbereich 1	Kiefer öffnen und schließen	*„mam"*
Teilbereich 2	Vorderzunge anheben – senken – anheben	*„nan"*
Teilbereich 3 & 4	Nach der Aussprache des /n/ das Gaumensegel heben, um den Luftstrom durch die Nase zu stoppen und nach dem /a/ die Stimme weglassen	*„nat"*
Teilbereich 5	Anheben der Hinterzunge – Zusammenspiel zwischen Vorder- und Hinterzunge	*„nacht"*

Abb. 15: Beispiel für die Einteilung der Sprechbewegungen bei dem Wort „Nacht"

Diese Teilbereiche werden mit dem Patienten systematisch trainiert. Je nach den individuellen Möglichkeiten des Patienten kommen immer mehr Teilbereiche dazu. Nach und nach werden längere Wörter und Floskeln geübt. Als Hilfen können das laute Lesen, das Mit- und Nachsprechen sowie ein Spiegel eingesetzt werden.

Minimalpaartherapie

In der Minimalpaartherapie (= Phonetische Kontrastierung) wird das Sprechen von Wörtern geübt, die sich nur durch einen Laut unterscheiden. Die Veränderung eines Lautes führt oft zu einer Veränderung des Wortsinns (z. B. Tanne – Kanne, Pass – Bass). Ziel ist, dass der Zuhörer versteht, welches der beiden Wörter vom Patienten artikuliert wurde (z. B. Tanne oder Kanne).

Schlüsselworttechnik

Hierbei werden neue Wörter von bereits gut artikulierten Wörtern abgeleitet. Wird z. B. das Wort „Bahn" gut ausgesprochen, können weitere Wörter wie „Bad", „Ball", „Bass" abgeleitet werden, die ebenfalls mit „Ba-" beginnen.

Segmentorientierte Ansätze

Phonetische Ableitung

Bei der Phonetischen Ableitung werden einzelne Laute von nichtsprachlichen Geräuschen abgeleitet. So kann man z.B. den Laut „f" gut über die Vorstellung des Pustens bilden und das „r" über das Geräusch beim Gurgeln.

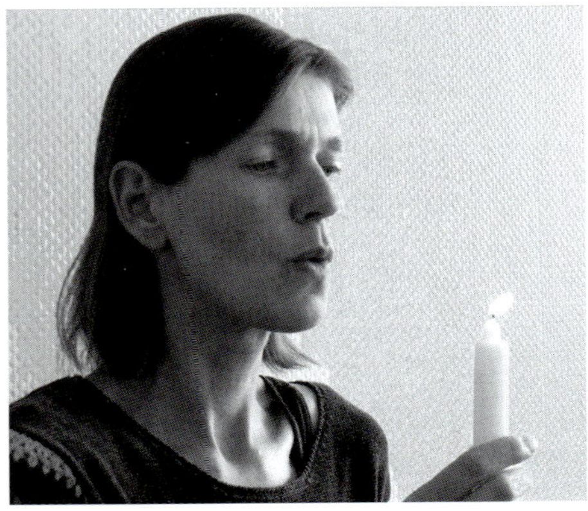

Abb. 16: Pusten als Hinführung zum Laut „f"

Die so abgeleiteten Laute werden dann zu Silben, Wörtern und Sätzen zusammengesetzt.

Progressive Approximation

Auch bei der progressiven Approximation (allmähliche Annäherung) werden Laute abgeleitet. Dazu werden Laute, die der Betroffene sicher bilden kann, als Ausgang für die Erarbeitung „neuer" Laute genutzt. Als Ausgangslaut werden Laute verwendet, die an gleicher Stelle wie der Ziellaut oder auf ähnliche Weise gesprochen werden. So lässt sich aus einem „m" relativ gut ein „b" ableiten: Beide Laute werden mit den Lippen gebildet und benötigen Stimmbildung.

Sprechdrill

Mit „Sprechdrill" (Phonemdrill) können die über die o.g. Ableitungsverfahren erarbeiteten Laute in Wörter und kurze Sätze übertragen werden: Zuerst werden einfache Silben gesprochen, dann Ketten von mehreren Silben, später kurze Wörter mit dem Ziellaut am Anfang oder am Ende. Dann werden zwei Wörter mit dem Ziellaut trainiert, schließlich kurze Floskeln und Sätze.

Therapieansatz von Luzzatti und Springer

Bei diesem Behandlungsansatz wird mit Silben geübt. Ziel ist der Aufbau eines „bewussten Wissens" über die Bewegungen beim Sprechen: Die Patienten planen die Sprechbewegungen ganz bewusst und führen sie kontrolliert aus. Dabei gründet sich die Therapie auf vier Prinzipien:

1. Entspannungstraining als Voraussetzung für eine verbesserte Wahrnehmung von Sprechbewegungen

2. Vermittlung von Raum- und Zeitvorstellungen für Sprechbewegungen, z. B. mithilfe von Mundquerschnitten

3. Mentales Training, d. h. gedankliches Vorplanen der gewünschten Sprechbewegung

4. Kontrollierte Bewegungsausführung und Hemmung unerwünschter Bewegungen

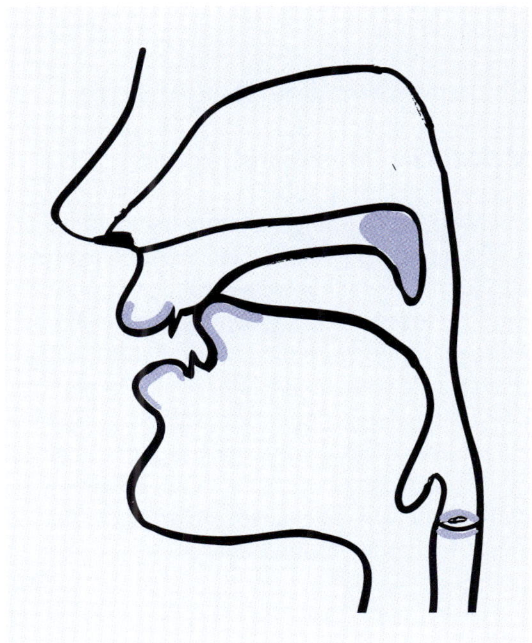

Abb. 17: Mundquerschnitt für den Laut „n"

In der Durchführung werden fünf wesentliche Schritte unterschieden:

1. **Instruktion und Bewegungsausführung mit visueller Kontrolle**
   Die Therapeutin erklärt die auszuführenden Sprechbewegungen. Dann schaut der Patient in einen Spiegel und führt die Bewegungen aus.

2. **Instruktion und Bewegungsausführung ohne visuelle Kontrolle**
   Die Therapeutin erklärt die auszuführenden Sprechbewegungen. Der Patient schließt die Augen und führt die Bewegungen erneut aus.

3. **Gedankliche Planung der Bewegungen**
   Der Patient stellt sich vor, wie es sich anfühlt, wenn er die Bewegung wiederholen wird, ohne dass er die Bewegungen ausführt.

4. **Ausführung der geplanten Bewegungen ohne visuelle Kontrolle**
   Der Patient führt die Sprechbewegungen mit geschlossenen Augen noch einmal aus.

5. **Visuelle Kontrolle und Selbsteinschätzung der gezielten Bewegungsausführung**
   Der Patient wiederholt ein letztes Mal die Sprechbewegungen und blickt dabei wieder in den Spiegel. Anschließend beurteilt er seine Bewegungsausführung.

Rhythmisch-melodische Ansätze

Melodische Intonationstherapie

Die Melodische Intonationstherapie wird üblicherweise in einem frühen Stadium der Therapie bei Patienten eingesetzt, die nicht oder kaum in der Lage sind, etwas zu sagen. Über **silbenweises Singen** von Wörtern und Sätzen **mit begleitendem Klopfen** sollen erste alltagsrelevante Floskeln stimuliert werden. Wird z. B. „Guten Morgen" geübt, wird das „Mor-" betont, indem man mit der Stimme höher wird. Gleichzeitig werden alle Silben mit Klopfen begleitet. Der Patient wird aufgefordert, mitzuklopfen und mitzusprechen. Dann versucht man, ihn erst nach einer kurzen Pause das Vorgesagte bzw. -gesungene wiederholen zu lassen. Im letzten Schritt soll das Singen abgebaut werden, indem man die Äußerung nur noch deutlich betont, aber nicht mehr singt. Wirksamer als die Melodie scheint bei dieser Methode der Rhythmus zu sein. Daher ist auf diesen besonders zu achten.

Spricht ein Patient auf Singen und begleitendes Klopfen nicht an, kann auch das Acht-Schritte-Kontinuum nach Rosenbek und Mitarbeitern über Vor- und Nachsprechen ohne silbenweises Singen durchgeführt werden. Unterstützend können Bilder oder Schriftsprache eingesetzt werden. Das zuletzt genannte Verfahren wird allerdings den segmentorientierten Ansätzen zugeordnet.

Beispielhaftes Vorgehen beim Acht-Schritte-Kontinuum

1. Die Therapeutin spricht dem Patienten ein Wort vor. Dieser hört zu und spricht im zweiten Durchgang gemeinsam mit der Therapeutin.
2. Die Therapeutin spricht wieder vor. Patient und Therapeutin beginnen im zweiten Durchgang gemeinsam. Die Therapeutin blendet sich bei guten Sprechleistungen des Patienten aus.
3. Die Therapeutin spricht vor. Der Patient spricht gemeinsam mit der Therapeutin.
4. Die Therapeutin spricht vor. Erst nach einer Pause spricht der Patient mehrfach nach.
5. Der Patient liest das Zielwort laut vor.
6. Der Patient liest das Zielwort leise. Nach einer kurzen Pause wiederholt er das Gelesene mehrfach laut.
7. Die Therapeutin stellt eine Frage. Der Patient antwortet mit der eingeübten Antwort.
8. Die geübte Äußerung wird in ein kurzes Rollenspiel eingebaut.

Abb. 18: Vorgehen beim 8-Schritte-Kontinuum nach Rosenbek und Mitarbeitern

Externe und interne Taktgeber

Der bei Sprechapraxie häufig verlangsamte Sprechfluss lässt sich ggf. mithilfe externer oder interner Taktgeber beschleunigen. Ein **externer (äußerer) Taktgeber** ist z. B. ein Metronom oder eine Vibration am Finger. Ein **interner (innerer) Taktgeber** sind z. B. rhythmische Hand- oder Fußbewegungen oder sprechbegleitendes Klopfen des Patienten selbst.

Diese Therapiemethoden sind besonders für Patienten sinnvoll, die mehrsilbige Wörter oder Sätze produzieren können. Diese Verfahren können aber den Nachteil haben, dass die Sprechweise schneller, aber immer noch ‚abgehackt' klingt, weil das silbenweise Sprechen forciert wird.

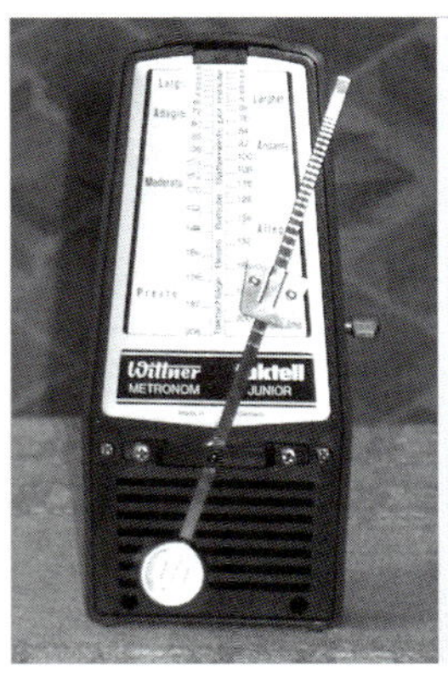

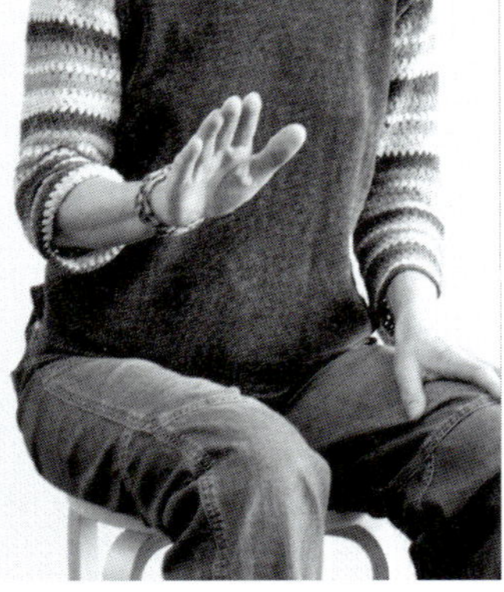

Abb. 19: Metronom als äußerer und Mitklopfen als innerer Rhythmusgeber

Kontrastive Akzentuierung

Hat ein Patient weniger Probleme bei der Aussprache als bei der Betonung, kann mit dieser Methode die Betonung im Satz trainiert werden. Dazu muss ein vorher festgelegter Satz je nach Frage der Therapeutin vom Patienten in unterschiedlicher Weise betont werden.

Beispielhaftes Vorgehen bei der Kontrastiven Akzentuierung

Zielsatz: Maria geht zur Post. (betonte Wörter kursiv gedruckt)

1. Therapeutin: „Wohin geht Maria?"
   Patient: „Maria geht zur *Post.*"

2. Therapeutin: „Wer geht zur Post?"
   Patient: „*Maria* geht zur Post."

3. Therapeutin: „Wie kommt Maria zur Post?"
   Patient: „Maria *geht* zur Post."

Abb. 20: Vorgehen bei der Kontrastiven Akzentuierung

Cueing-Techniken

Gestische Reorganisation

Das Prinzip der gestischen Reorganisation ist die indirekte Wiederherstellung der Sprechbewegung mithilfe funktionierender mimischer Bewegungen sowie Arm- und Handbewegungen (Gesten).

Gesten können mit einzelnen Wörtern kombiniert werden:

1. Die Therapeutin zeigt die Geste. → Der Patient wiederholt die gezeigte Geste.
2. Die Therapeutin zeigt die Geste und spricht das gewünschte Wort. → Der Patient wiederholt die gezeigte Geste und konzentriert sich auf die Sprechbewegungen des gewünschten Wortes bei der Therapeutin, die laut oder leise mitspricht.
3. Die Therapeutin zeigt die Geste und spricht das gewünschte Wort. → Der Patient wiederholt die Geste und spricht das gewünschte Wort.

Nach einigem Training kann der Patient das Wort mithilfe der Gesten leichter sprechen.

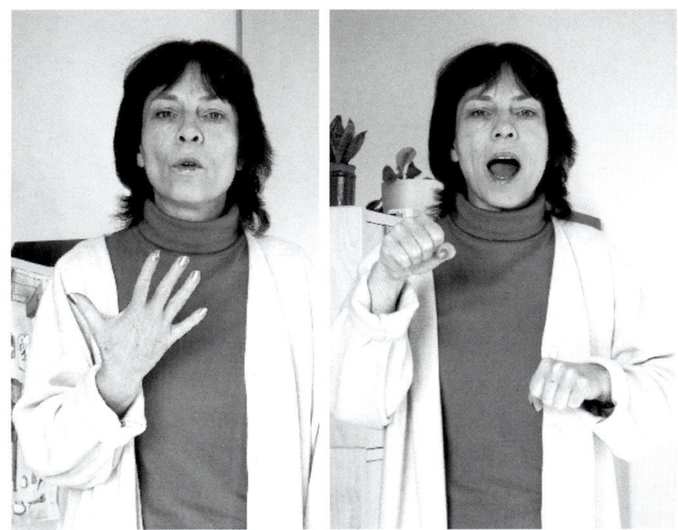

Abb. 21: Die Therapeutin zeigt Gesten für „fünf" und „Fahrrad"

Eine weitere Methode der gestischen Reorganisation ist die Erweiterte Mediationstechnik für Sprechapraxie (EMS). Hier werden Handgesten als Mediator (= Vermittler) für Sprechbewegungen bei einzelnen Lauten eingesetzt.

Die Handbewegungen greifen dabei wichtige Merkmale des zu sprechenden Lautes auf. Zusätzlich zur Handbewegung kann auch noch das Mundbild der Therapeutin als Hilfe zum Sprechen genutzt werden.

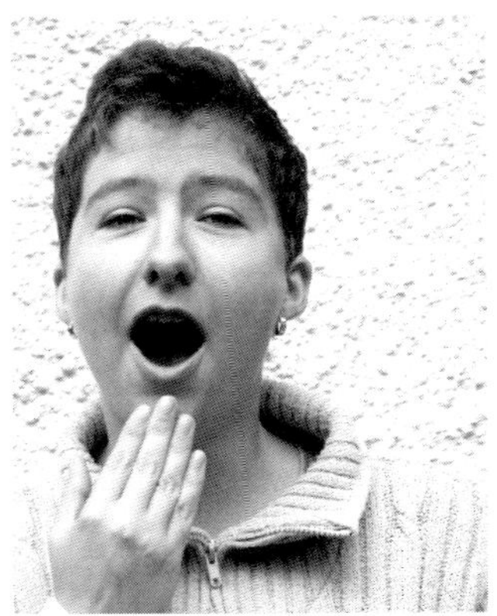

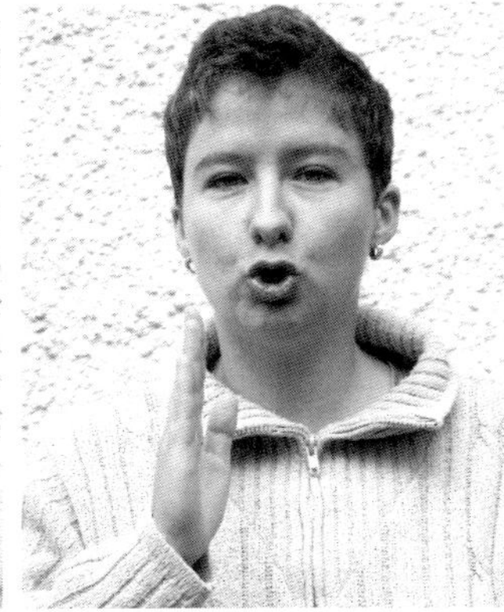

Abb. 22:
EMS (Erweiterte Mediationstechnik für Sprechapraxie)-Handzeichen für „a" und „sch"

Patienten mit schwerer Sprechapraxie erlernen, einzelne Laute mit der entsprechenden Handbewegung in Verbindung zu bringen. Dieser Schritt wird so lange trainiert, bis die Kombination von Laut und Handbewegung automatisiert ist.

Nun werden die Laute zu Silben und Wörtern kombiniert. Beim Sprechen der Wörter werden die Gesten zur Starterleichterung eingesetzt.
Später werden die geübten Wörter in die Spontansprache übertragen.

PROMPT bzw. TAKTKIN

Bei PROMPT bzw. TAKTKIN fungiert die Therapeutin zu Beginn der Behandlung als „externer Programmierer" von Sprechmustern. Jeder Laut kann durch Berührung bestimmter Stellen am Mundboden und/oder im Gesicht stimuliert werden. Die Berührungsreize dienen als Hilfe zum Auffinden der Artikulationsstelle und -art.

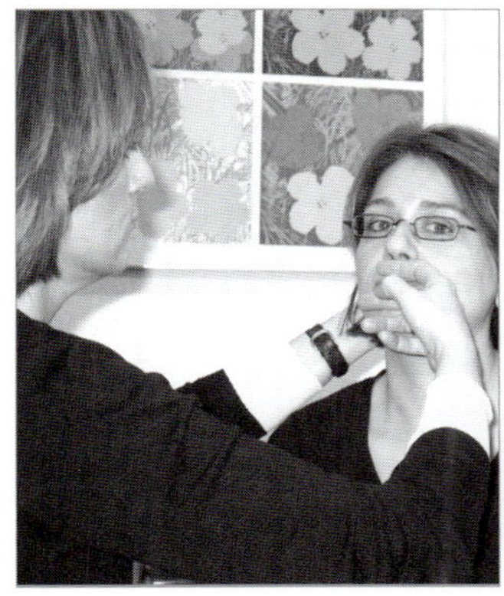

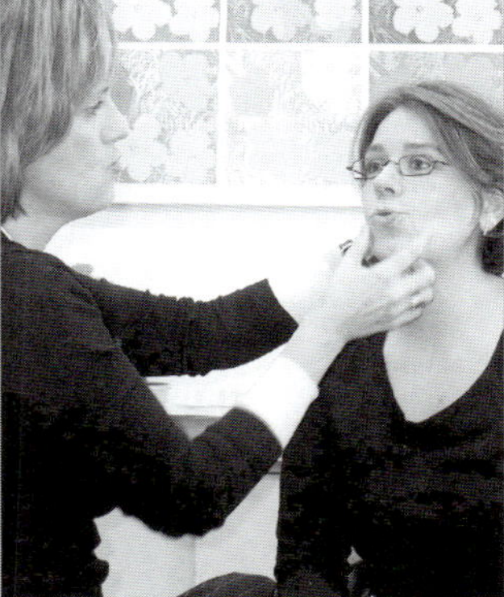

Abb. 23: Die Therapeutin als „äußerer Programmierer" des Sprechens von „m" und „sch"

Diese Hilfen dienen der Unterstützung besonders schwer zu artikulierender Laute und werden im Laufe der Therapie systematisch ausgeblendet.

Kommunikationstraining mit Hilfsmitteln

Besonders bei schwerer Sprechapraxie ist es wichtig, die Grenzen eines Sprechtrainings zu erkennen und zu akzeptieren. Dann wird neben dem Einüben einiger weniger wichtiger Alltagsäußerungen die Verständigung mit sprachlichen und nichtsprachlichen Hilfsmitteln erarbeitet. Dazu gehören Kommunikationstafeln oder -bücher, elektronische Hilfsmittel und Handgesten.

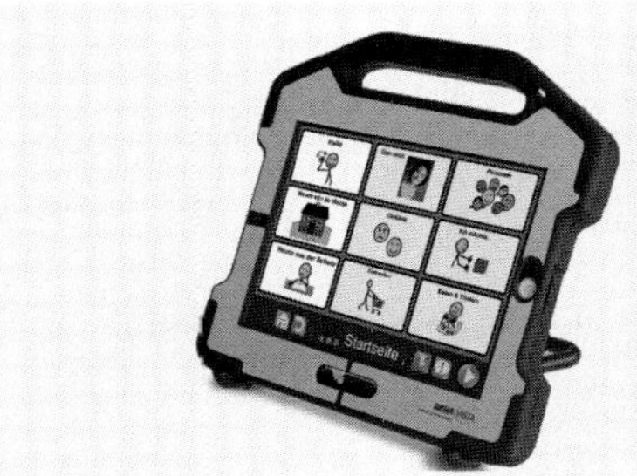

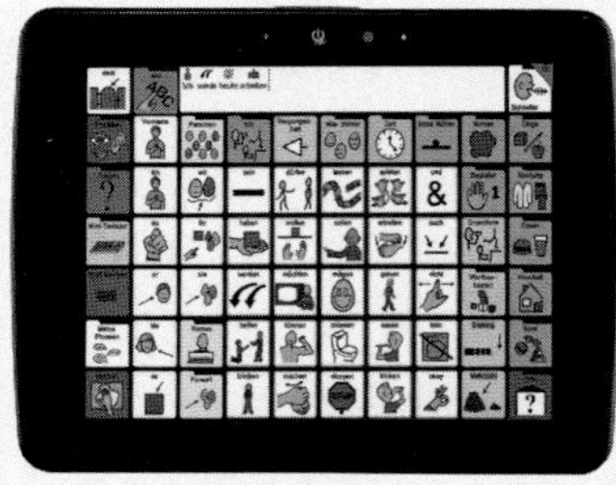

Abb. 24: Kommunikationshilfen mit Bildern oder gegebenenfalls Wörtern können bei schwerer Sprechapraxie helfen, einfache Wünsche auszudrücken (Fotos mit freundlicher Genehmigung von REHAVISTA GmbH, Bremen)

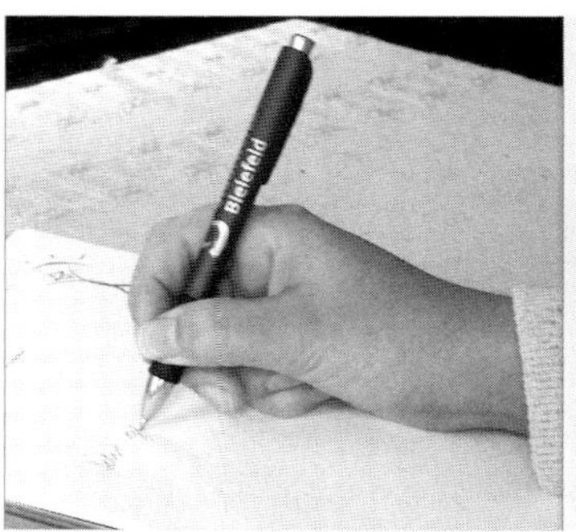

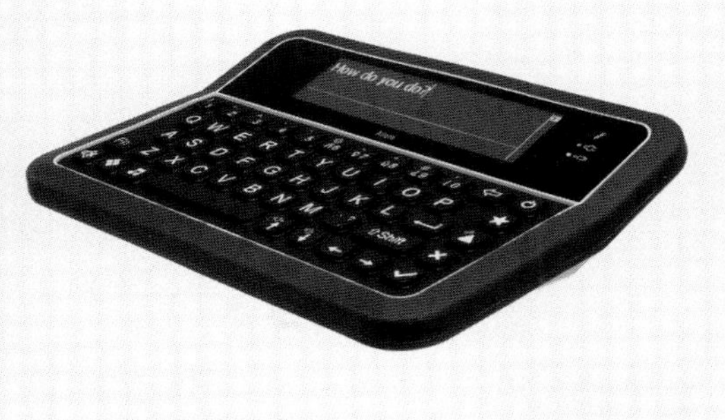

Abb. 25: Ob elektronisch oder per Hand, bei starker Sprechapraxie kann Schreiben bei der Verständigung helfen (Foto rechts mit freundlicher Genehmigung von REHAVISTA GmbH, Bremen)

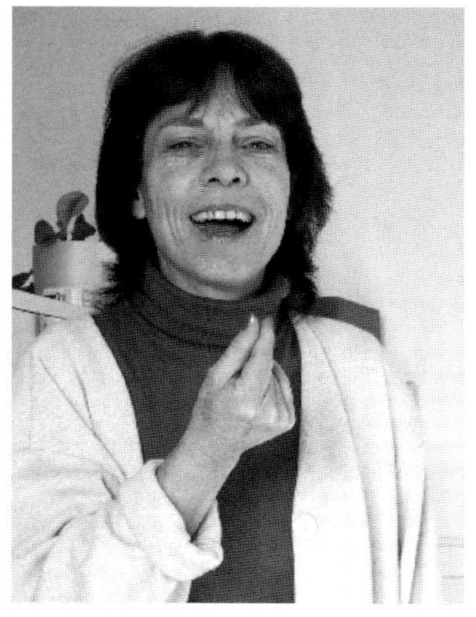

Abb. 26:
Gesten können ersetzend und begleitend zum Sprechen eingesetzt werden

Literatur und Material

Im Folgenden finden Sie Literaturtipps. Dort können Sie sich über die Themen Schlaganfall sowie Sprach- und Sprechstörungen weiter informieren. Es gibt nach wie vor relativ wenig Literatur, die sich schwerpunktmäßig mit Sprechapraxie beschäftigt. Deswegen enthält die Auflistung auch Hinweise auf Literatur über allgemeine Folgen eines Schlaganfalls.

Literatur

Bücher und Ratgeber

Jürgen Tesak, Thomas Brauer **Aphasie – Sprachstörungen nach Schlaganfall oder Schädel-Hirn-Trauma** Schulz-Kirchner Verlag, ^{4}2014 ISBN 978-3-8248-0366-8	Dieser Ratgeber ist v.a. für Angehörige von Menschen mit chronischer Aphasie geschrieben worden. Er ist in seinen klaren Beschreibungen aber auch zu weiten Teilen für die Betroffenen selbst verständlich. Kernpunkte des Buches bilden die Kommunikationsstrategien für eine bessere Verständigung mit Betroffenen und die Beschreibung von psychosozialen Folgen von Aphasie. Zudem kommen Angehörige und Betroffene selbst zu Wort.
Anne Geiger, Antje Mefferd **Dysarthrie – Ein Ratgeber für Angehörige** Schulz-Kirchner Verlag, ^{2}2007 ISBN 978-3-8248-0491-7	Klar und gut verständlich werden Symptome, Ursachen und Behandlungsmöglichkeiten einer anderen neurologischen Sprechstörung – der Dysarthrie – beschrieben. Besonders die Kapitel über die Krankheitsverarbeitung und die Alltagskommunikation geben praktische Hilfen für Angehörige.
Jürgen Wilhelm, Alfred Lauer **Schlaganfall: Wie Sie sich auf ein verändertes Leben einstellen** Karl-F.-Haug-Fachbuchverlag, 2002 ISBN 978-3-830-43050-6	Dieser Ratgeber enthält praktische Hinweise und Checklisten für den Weg durch die Akutversorgung und Rehabilitation. Er beschreibt, wie Betroffene von einem Schlaganfall zu Zuschüssen und Hilfen bei Umbauten, zu Steuervergünstigungen u.Ä. kommen können. Jürgen Wilhelm, selbst Betroffener, gibt auch Tipps zur Verarbeitung des Geschehenen.
Ines Fleischmann, Kerstin Weikert **Wenn die Angst das Sprechen blockiert – Ratgeber für Betroffene und Interessierte zu Sprechangst und Aphasie** Bundesverband für die Rehabilitation der Aphasiker e.V., 2006	Diese Broschüre richtet sich an Patienten und Angehörige, die von Sprechängsten betroffen sind. Es werden Entstehungsmechanismen dargestellt und Vorschläge zur Bewältigung der Sprechangst gemacht. Die Broschüre kann beim Bundesverband für die Rehabilitation der Aphasiker e.V. bestellt werden: Klosterstr. 14, 97084 Würzburg

Jürgen Steiner
Von Aphasie mitbetroffen
Edition Steiner im
Schulz-Kirchner Verlag, 2002
ISBN 978-3-8248-0450-4

Besonders der Teil „Die Aphasie des Partners erleben" veranschaulicht deutlich die Folgen von Sprach- und Sprechstörungen für den Partner des Betroffenen. Hauptsächlich geht es um die Folgen von Aphasie. Einige Patienten haben zusätzlich auch eine Sprechapraxie.

Katrin Naglo
Hemiplegie nach Schlaganfall, Schädelhirntrauma und anderen Hirnerkrankungen
Schulz-Kirchner Verlag, 2007
ISBN 978-3-8248-0733-8

Die häufig bei Hirnerkrankungen auftretenden Halbseitenlähmungen sind Thema dieses Ratgebers. Neben Erklärungen zur Thematik beinhaltet er Übungen, die vom Betroffenen alleine oder mithilfe der Angehörigen zu Hause durchgeführt werden können.

Jutta Küst
Fahreignung bei neurologischen Erkrankungen
Schulz-Kirchner Verlag, 2011
ISBN 978-3-8248-0354-5

Durch körperliche und psychische Leistungseinbußen ist die Fahrtüchtigkeit bei einer neurologischen Erkrankung häufig eingeschränkt. Der Ratgeber thematisiert die Grundlagen der Fahreignung, gesetzliche Rahmenbedingungen, nötige Voraussetzungen und Behandlungsmöglichkeiten.

Ulla Beushausen
Sprechangst – Ein Ratgeber für Betroffene, Therapeuten und Angehörige pädagogischer Berufe
Schulz-Kirchner Verlag, 2009
ISBN 978-3-8248-0639-3

Der Ratgeber beschreibt die Entstehung und Symptomatik von Sprechangst. Psychologische und kommunikationstherapeutische Behandlungsmöglichkeiten werden vorgestellt und der Bezug zu Kommunikationsstörungen beschrieben.

Fachbücher

Norina Lauer, Beate Birner-Janusch
Sprechapraxie im Kindes- und Erwachsenenalter
Thieme-Verlag, 2010
ISBN 978-3-1314-2452-5

Das derzeit einzige Fachbuch in Deutschland, das sich mit der Sprechapraxie intensiv auseinandersetzt ist v.a. für Sprachtherapeutinnen und Studierende geschrieben. Es vermittelt theoretische Grundlagen und aktuelle Möglichkeiten der Diagnostik und Therapie.

Berichte von Betroffenen und Angehörigen

Uwe Keller
Plötzlich sprachlos – Diagnose: Schlaganfall: Schritt für Schritt und Wort für Wort zurück ins aktive Leben
Hartung-Gorre, ^{6}2014
ISBN 978-3-8662-8329-9

Uwe Keller berichtet von seinen Erfahrungen nach dem Schlaganfall. Er zeigt auf nachdenkliche, aber auch humorvolle Weise, wie man mit einer Sprach- und Sprechstörung im Alltag zurechtkommen kann.

Erika Pullwitt, Andreas Winnecken
Aphasie – wenn Sprache zerbricht: Die Betroffenheit der Mitbetroffenen
Schulz-Kirchner Verlag, 2012
ISBN 978-3-8248-0896-0

Autoren des Buches sind eine Angehörige eines von Aphasie betroffenen Menschen und ein Sprachtherapeut. Sie berichten darüber, wie die Aphasie das Leben der Betroffenen und ihrer Angehörigen verändert. Damit wollen sie Mitbetroffenen Mut machen und Außenstehenden und Fachkräften einen Einblick in die Probleme von Menschen mit Aphasie geben.

Hildegund Heinl
Und wieder blühen die Rosen
Kösel-Verlag, 2001
ISBN 978-3-466-30556-8

Hildegund Heinl hatte im Alter von knapp 80 Jahren einen Schlaganfall und berichtet über dessen Folgen. Ihre genaue Wahrnehmung und Beschreibung der körperlichen und seelischen Veränderungen lassen großes Verständnis für die Situation und Gefühle von Schlaganfallpatienten entstehen.

Internet – Informationen und Ratgeber

http://www.dbl-ev.de

Der Deutsche Bundesverband für Logopädie e.V. (dbl) erklärt unter der Rubrik „Kommunikation, Sprache, Sprechen, Stimme, Schlucken" im Rahmen der Störungsbereiche bei Erwachsenen in gut nachvollziehbarer Weise die Sprechapraxie und ihre Symptomatik, Ursachen, Häufigkeit, Untersuchung und Behandlungsmöglichkeiten.

www.afgib.de
Hauptmenü > Berufsgruppen > Logopädie > Download > Flyer Sprechapraxie

Diese Informationsbroschüre von Prof. Dr. Wolfram Ziegler (Leiter Entwicklungsgruppe Klinische Neuropsychologie der Ludwig-Maximilians-Universität München) enthält eine kurze Beschreibung der Sprechapraxie und Hinweise, wie man mit Sprechapraxie umgehen kann.

http://www.bmas.de/SharedDocs/Downloads/DE/PDF-Publikationen/a712-ratgeber-fuer-behinderte-mens-390.pdf?__blob=publicationFile oder www.bmas.de und Eingabe im Suchfeld oben rechts „ratgeber menschen mit behinderung"

Das Bundesministerium für Arbeit und Soziales informiert in diesem Ratgeber über die gesetzlichen Rahmenbedingungen für die Teilhabe behinderter Menschen. Unter den links genannten Suchbegriffen findet sich auch ein Ratgeber für Menschen mit Behinderung in leichter Sprache.

Ratgeber Behinderte pdf

Unter diesen drei Stichworten findet man im Internet diverse Ratgeber für behinderte Menschen unterschiedlicher Organisationen.

Therapiematerial

Fragen Sie bitte Ihre Sprachtherapeutin, ob es sinnvoll ist, dass Sie eigenes Therapiematerial erwerben und welches Material am besten geeignet ist. Ihre Sprachtherapeutin unterstützt Sie sicher gern bei dieser Frage.

Karin Shell **EMS, Erweiterte Mediationstechnik für Sprechapraxie**, 68 Karten ProLog, 2001 ISBN 9783-9352-0497-2 www.prolog-therapie.de	Das Material enthält farbige Fotokarten mit Mundbildern und Handzeichen, einzelne Handzeichen, Buchstabenkarten und eine Anleitung. Die Karten werden zur Durchführung der Erweiterten Mediationstechnik (siehe Kapitel „Therapie von Sprechapraxie") benötigt.
Ilka Betke, Julie Ann Christiansen, Silvia Röder, Ursula Schädler, Simone Settele, Sabine Sonnenschein, Britta Thiel **ArtikuList, Wortlisten zur Behandlung von Artikulationsstörungen** NAT-Verlag, 2010 ISBN 978-3-929450-53-8 www.nat-verlag.de	ArtikuList enthält Wortlisten zum intensiven Üben der Aussprache.
Karen Lorenz **SpAT – SprechApraxieTherapie bei schwerer Aphasie** ProLog, 2012 ISBN 978-3-9352-0440-8 www.prolog-therapie.de	Für Menschen mit schwerer Aphasie und Sprechapraxie bietet das Buch ein Behandlungsprogramm mit Lautgesten, Mundbildern, verbalen und taktilen Hilfen.
Wolfram Ziegler, Marion Jäger **Materialien zur Sprechapraxie-Therapie,** Band 1, borgmann publishing, 1993 Kostenfreier Download unter www.ekn.mwn.de	Dieses Material bietet eine strukturierte Sammlung von Wortlisten zur Behandlung der Aussprache bei Sprechapraxie.
Michaela Liepold, Wolfram Ziegler, Bettina Brendel **Hierarchische Wortlisten**, Band 13, borgmann publishing, 2003 Kostenfreier Download unter www.ekn.mwn.de	Hierbei handelt es sich um Diagnostikmaterial. Der Nachsprechtest ermöglicht es, die Fehlerarten und -häufigkeiten zu erfassen und ein Störungsprofil festzulegen. So können Aussprache- und Redeflussfehler identifiziert werden. Der Test kann von der Sprachtherapeutin bei Vorliegen einer leichten bis mittelschweren Sprechapraxie durchgeführt werden.

schubi **LAUTer Stempelei** SCHUBI Verlag www.schubi.de	Stempel mit Mundbildern
madoo.net	Auf dieser Internetseite können Therapeutinnen Materialen austauschen. Für die Therapie der Sprechapraxie finden sich Übungsblätter unter madoo.net/thema/sprechapraxie
www.afgib.de Hauptmenü > Berufsgruppen > Logopädie > Download	Auf der Downloadseite der Ärztlichen Arbeitsgemeinschaft zur Förderung der Geriatrie in Bayern (AFGiB) finden sich im Bereich Logopädie u.a. nach Anfangslaut sortierte Wortlisten für Artikulationsübungen (Anlautübungen).

Nützliche Adressen für Selbsthilfe und Therapie

- **Bundesverband für die Rehabilitation der Aphasiker e.V. (BRA)**
  Klosterstraße 14, 97084 Würzburg
  Telefon: 0931 / 25 01 30 0, Telefax: 0931 / 25 01 30 39
  E-Mail: info@aphasiker.de, Internet: www.aphasiker.de

  Für Menschen mit Sprechapraxie gibt es keine eigene Selbsthilfebewegung. Da die Sprechapraxie sehr oft in Verbindung mit Aphasie auftritt, beschäftigt das Thema auch die Aphasie-Selbsthilfegruppen. Der BRA ist der Bundesverband dieser sehr aktiven Selbsthilfebewegung. Informationsmaterial und die Homepage des BRA bieten vielseitige Informationen zu verschiedenen relevanten Themen und sind gut verständlich aufbereitet. Regionalgruppen der Aphasie-Selbsthilfe helfen konkret vor Ort und unterstützen Betroffene und Angehörige.

- **aphasie suisse**
  Habsburgerstrasse 20, 6003 Luzern
  Telefon: +41 240 05 83, Telefax: +41 240 07 54
  E-Mail: info@aphasie.org, Internet: www.aphasie.org/de

  Aphasie Suisse ist eine in der Schweiz tätige Non-Profit-Organisation im Gesundheits- und Sozialbereich, die als Fachgesellschaft und Betroffenenorganisation tätig ist. Auf ihrer Internetseite finden Betroffene und Angehörige Informationen rund um das Thema Aphasie, die auch Informationen zur Sprechapraxie beinhalten.

- **Bundesarbeitsgemeinschaft SELBSTHILFE von Menschen mit Behinderung und chronischer Erkrankung und ihren Angehörigen e.V. (BAG SELBSTHILFE) e. V.**
  Kirchfeldstraße 149, 40215 Düsseldorf
  Telefon: 0211 / 31 00 6 0, Telefax: 0211 / 31 00 6 48
  E-Mail: info@bag-selbsthilfe.de, Internet: www.bag-selbsthilfe.de

  Die BAG bietet Informationen und Broschüren zu vielen Krankheiten und Störungsbildern sowie Themen der Behinderung. Unter der Rubrik Veröffentlichungen finden sich u.a. Ratgeber, die gegen eine Versandkostenpauschale bestellt werden können.

- **Bundesministerium für Arbeit und Soziales,**
  Referat: Öffentlichkeitsarbeit
  Rochusstraße 1, 53123 Bonn; Wilhelmstraße 49, 10117 Berlin
  E-Mail: info@bmas.bund.de, Internet: www.bmas.de

  Hier finden Sie rechtliche Informationen zum Thema „Teilhabe behinderter Menschen und Rehabilitation".

- **Deutscher Bundesverband für Logopädie (dbl e.V.)**
  Augustinusstr. 11a, 50226 Frechen
  Telefon: 0 22 34 / 37 95 3-0, Telefax: 0 22 34 / 37 95 3-13
  E-Mail: info@dbl-ev.de, Internet: www.dbl-ev.de

  und

- **Deutscher Bundesverband der akademischen Sprachtherapeuten e.V.**
  Goethestraße 16, 47441 Moers
  Telefon: 0 28 41 / 998 191-0, Telefax: 0 28 41 / 998 191-30
  E-Mail: info@dbs-ev.de, Internet: www.dbs-ev.de

  Über die Internetseiten beider Verbände können Sie eine Logopädin oder Sprachtherapeutin in Ihrer Nähe finden. Außerdem bieten die Verbände auch Informationen über Sprech- und Sprachstörungen.

- **Stiftung Deutsche Schlaganfall-Hilfe**
  Carl-Miele-Str. 210, 33311 Gütersloh
  Telefon: 05241 / 9 77 00, Telefax: 05241 / 9 77 07 77
  E-Mail: info@schlaganfall-hilfe.de, Internet: www.schlaganfall-hilfe.de

  Hier können Sie Informationen rund um den Schlaganfall erhalten. Es gibt diverse Broschüren zu Erkrankungen, die als Folge eines Schlaganfalls auftreten, die bestellt oder teilweise auch heruntergeladen werden können.

- **Kompetenznetz Schlaganfall**
  Charité Campus Mitte, Charitéplatz 1, 10117 Berlin
  Telefon: 030 / 45 05 60-145, Telefax: 30 / 45 05 60-945
  E-Mail: info@schlaganfallnetz.de,
  Internet: www.kompetenznetz-schlaganfall.de

  Das Kompetenznetz Schlaganfall der Charité Berlin bietet Informationen zum Thema Schlaganfallversorgung und -rehabilitation. Diese betreffen die Diagnostik und Therapie inklusive einer Einschätzung zur Wirksamkeit therapeutischer Verfahren. Verschiedene Informationsmaterialien stehen zum Download zur Verfügung.

- **www.schlaganfall-info.de**

  Auf dieser Internetseite erhalten Sie Informationen über den Schlaganfall und andere Hirnverletzungen. Neben einer Reihe von Buchtipps, Informationen rund um den Schlaganfall und Adressen gibt es auch ein Gesprächsforum für Betroffene und Angehörige.

Glossar

Aphasie	Unter Aphasien versteht man zentrale Sprachstörungen nach einer erworbenen Hirnschädigung, die häufig alle Bereiche der Sprache, also Sprechen, Verstehen, Lesen und Schreiben betreffen. Das bedeutet, dass Patienten mit Aphasie nicht nur Probleme beim Sprechen haben, sondern auch Schwierigkeiten mit der Grammatik haben, Sprache schlecht verstehen, Wörter oft nicht finden oder es als schwierig empfinden, ein Buch zu lesen oder einen kurzen Brief zu schreiben.
Apraxie	Apraxien sind Störungen der bewussten Handlungsfähigkeit. Hierbei kann der Handlungsplan für bestimmte Bewegungen gestört sein oder der Gebrauch von Gegenständen und Handlungsabfolgen ist eingeschränkt.
Buccofaziale Apraxie	Mund- und Gesichtsapraxie – hierbei sind die nichtsprachlichen Bewegungen des Mundes (Zunge/Lippen), aber auch Bewegungen des Gesichts (Mimik) gestört. Die Sprechbewegungen sind bei einer bukkofazialen Apraxie nicht betroffen.
Dysarthrie	Eine Dysarthrie ist eine neurologische Sprechstörung, die durch Lähmungen oder Koordinationsstörungen der am Sprechen beteiligten Organe hervorgerufen wird. Patienten mit Dysarthrie (auch Dysarthrophonie) können Schwierigkeiten mit der Lautbildung, der Stimmbildung, der Sprechatmung, dem Redefluss und der Betonung haben. Patienten mit Dysarthrie sprechen oft undeutlich oder verwaschen. Sie haben z. B. eine raue oder heisere Stimme und können Atmen und Sprechen nur schlecht aufeinander abstimmen.
Dysphagie	Schluckstörung – die Nahrungsaufnahme und der Nahrungstransport sind dann erschwert und die Gefahr des Verschluckens sehr groß.
Hemianopsie	Bei der Hemianopsie können die Betroffenen auf beiden Augen halbseitig nicht sehen. Dieser halbseitige Gesichtsfeldausfall bedeutet für die Betroffenen, dass sie Schwierigkeiten beim Überblick über Gegenstände auf dem Tisch oder im Raum haben.
Hemiparese/Hemiplegie	Halbseitenlähmung – hierbei können die Betroffenen eine Körperhälfte nicht bewegen. Die Hemiplegie ist die schwerere Form der Halbseitenlähmung.
Ischämie	Minderdurchblutung des Gehirns – dadurch können Hirnzellen zerstört werden.
Neglect	Beim Neglect ist die Raumwahrnehmung gestört. Die betroffene Seite wird also völlig ausgeblendet, ohne dass ein Gesichtsfeldausfall (Hemianopsie) vorliegt. Die Patienten reagieren dann also weder auf visuelle, akustische und/oder taktile Reize von der betroffenen Seite.
Sprechapraxie	Sprechapraxie ist eine Störung der Programmierung von Sprechbewegungen. Die Betroffenen haben Schwierigkeiten bei der Bildung von Sprechlauten und zeigen eine auffällige Sprechmelodie und ein auffälliges Sprechverhalten.
subkortikal	unterhalb des Großhirns